SANFT HEILEN
MIT WICKELN UND
KOMPRESSEN

Christopher Vasey

Sanft heilen mit Wickeln und Kompressen

Naturmedizin mit Tradition

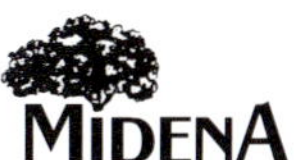

Midena

Die Deutsche Bibliothek – CIP-Einheitsaufnahme

Vasey Christopher:
Sanft heilen mit Wickeln und Kompressen : Naturmedizin mit Tradition / Christopher Vasey. [Fotogr.: Georgios Kefalas]. –
Küttigen/Aarau : Midena ; Augsburg : Weltbild-Verl., 1995
ISBN 3-310-00174-1

Alleinvertrieb für Deutschland
WELTBILD VERLAG GmbH
Steinerne Furt 68–70, 86167 Augsburg

Gestaltung Umschlag und Inhaltskonzept: Dora Hirter, Aarau
Fotos Umschlag und Inhalt: Georgios Kefalas, Brugg
Satz: Kneuss Satz AG, Lenzburg
Lithos: Litho 2000 AG, Basel
Herstellung: Druckerei Uhl, Radolfzell

ISBN 3-310-00174-1

INHALT

Zum Geleit

Einen Wickel oder eine Kompresse herzustellen ist sehr einfach. Was jedoch in manchen Fällen Mühe bereitet und nicht selten zu einem unüberwindbaren Hindernis wird, ist die richtige Wahl des Wickels oder der Kompresse. Braucht es einen Wickel oder eine Kompresse? Ist bei diesem Leiden eine eiskalte, kalte, warme oder heiße, eine trockene oder feuchte Auflage sinnvoll und richtig? Wo genau muß die Kompresse aufgelegt, der Wickel angelegt werden? Soll die Anwendung kurz oder lang sein und wie häufig? Was ist bei welchem Leiden zu beachten? Alles Fragen, auf die dieses Buch klare, einfache Antworten gibt.

Ziel dieses Grundlagenwerks ist es, die praktische Anwendung von Wickeln und Kompressen Interessierten zugänglich zu machen. Durch den einheitlichen Aufbau nach Körperregionen und innerhalb der Kapitel nach Krankheiten wurden viele Hindernisse aus dem Weg geräumt. Als hilfreich erweisen sich die kurzen «Steckbriefe» der einzelnen Krankheiten, die Pflegenden wie Kranken die Sicherheit geben, daß sie mit Wickeln und Kompressen «richtig liegen». Wenn bei der jeweiligen Krankheit ein oder zwei Wickel-/Kompressenarten detailgenau beschrieben, andere aber mit Querhinweis nur erwähnt bleiben, ist dies nicht als Wertung bezüglich der zu erwartenden Heilungschancen zu verstehen.

Mit diesem Buch erhalten Anfänger und Fortgeschrittene einen unkomplizierten Leitfaden in die Hand. Sich selbst oder anderen eine Kompresse aufzulegen oder einen Wickel anzulegen ist mehr als physische Arbeit. Diese uralte Heilweise hat auch viel mit Zuwendung, Körpergefühl und Urvertrauen zu tun. Die durch Wärme, Kälte, Düfte usw. ausgelösten Reaktionen und Veränderungen auf physischer und psychischer Ebene zu spüren und mitzuteilen sind wertvolle Bestandteile der ganzheitlichen Behandlung von Krankheiten und Leiden. In diesem Sinne sind die Empfehlungen in diesem Buch nicht als feste Regeln, sondern als mögliche gangbare Wege zu verstehen.

«Wenn ich im unklaren bin über ein Übel, wenn ich den Sitz einer Krankheit nicht genau erkenne, so ist stets der Kurze Wickel (Lendenwickel) der treueste und beste Rathgeber».

Sebastian Kneipp

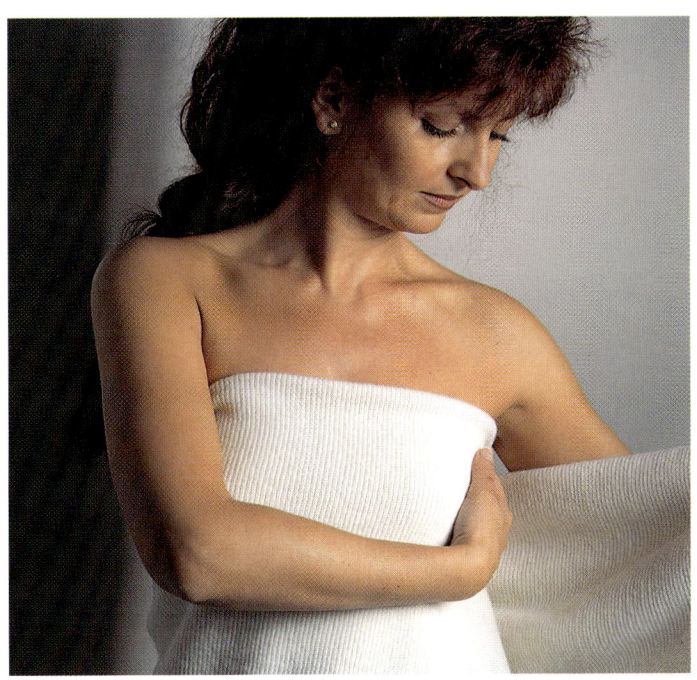

EINFÜHRUNG

Ob man unter Kopf- oder Zahnschmerzen leidet, Verdauungsbeschwerden, Entzündung der Nasennebenhöhlen, schmerzhafter Menstruation, entzündeten Gelenken, Neuralgie, Husten... der vordringlichste Wunsch eines jeden Kranken ist – noch vor dem Bestreben, geheilt zu werden –, eine schnelle Linderung der Schmerzen zu erfahren.

Wie kann man sich und andern im Krankheitsfall helfen, wenn man weder Arzt noch Therapeut ist, dieser nicht sofort erreichbar ist oder wenn es an den nötigen Heilmitteln fehlt? Ein einfaches, sicheres Mittel, jedem zugänglich, sind Wickel und Kompressen. Auf die kranke Stelle aufgelegt, sind sie wohltuend und helfen rasch. Sie lindern den Schmerz, unterstützen das Abklingen einer Entzündung, lösen krampfartige Schmerzen, entspannen den Patienten und bilden einen aktiven Beitrag zur Genesung. Die Anwendung von Wickeln und Kompressen ist bequem, das notwendige Material ist immer verfügbar (Wasser, Tücher usw.).

Wickel und Kompressen eignen sich jedoch nicht nur als erste Hilfe, sie erweisen sich auch als sehr wertvoll bei Krankheiten akuter oder chronischer Art. Es wäre aber falsch, würde man glauben, daß mit Wickeln und Kompressen alle Leiden geheilt werden können. Wenn es auch zutrifft, daß Wickel und Kompressen bei den einen Erkrankungen die ideale Behandlung sind, so sind sie bei anderen eine wertvolle Zusatzbehandlung.

Die Tatsache, daß Wickel und Kompressen von unseren Großmüttern so sehr geschätzt wurden und daß zudem die traditionelle Medizin in vielen Ländern sie durch Jahrhunderte angewandt hat, zeigt, daß es sich um ein einfaches Vorgehen handelt, das rasch umgesetzt werden kann und erst noch sehr wirksam ist. Und was gerade heutzutage nicht zu unterschätzen ist, es handelt sich um eine natürliche und ungiftige Heilweise.

DIE HEILKRAFT

Wickeln und Kompressen mag etwas Geheimnisvolles anhaften. Denn wie ist es überhaupt möglich, daß einfache Anwendungen mit in Wasser getauchten Tüchern oder mit teigartigen Substanzen wie Lehm, Kartoffeln oder Quark eine therapeutische Heilkraft entfalten können?

Wären Wickel und Kompressen nicht schon mit Erfolg von großen Ärzten der Antike (Hippokrates) angewandt worden und hätte man diese Heilmethode zu Beginn dieses Jahrhunderts nicht in allen Spitälern praktiziert und würde man ihr nicht heute noch in der Volksmedizin in den meisten Ländern der Dritten Welt und des Abendlandes vertrauen, wer weiß, ihre Wirksamkeit würde wo möglich immer noch angezweifelt und ins Land der Märchen verwiesen.

Die Wirksamkeit von Wickeln und Kompressen ist unbestritten. Sie kann aber nur verstanden werden, wenn man einesteils weiß, wo die Ursache für Krankheiten zu suchen ist, und andernteils die Funktion der Haut kennt.

KRANKHEIT, WAS IST DAS?

Eine Krankheit lebt weder ein Eigenleben noch dringt sie von außen in unseren Organismus ein. Sie wurzelt vielmehr in einer mangelnden Funktionstüchtigkeit der Organe. Aus naturheilkundlicher Sicht treten Krankheiten also nicht zufällig auf, sondern sind immer das Ergebnis einer Verschlechterung des inneren Milieus, des «Körpermilieus».

Das Körpermilieu setzt sich aus der Gesamtheit der organischen Flüssigkeiten zusammen, nämlich aus Blut, Lymphe und Zellserum. In ihnen «baden» unsere Zellen und Organe und werden gleichzeitig ernährt. Solange die Körperflüssigkeiten ihre Eigenart behalten, funktionieren die Zellen normal und die Organe sind gesund. Ist dies nicht mehr der Fall, verändert sich die Zusammensetzung der organischen Flüssigkeiten. Das Zelleben wird gestört, die Organe werden krank, die Mikroben können überhand nehmen und den Organismus infizieren.

Zu einer Krankheit kommt es also nur, wenn sich das Milieu verändert. Dafür gibt es zwei Ursachen, wobei sie einzeln oder zusammen auftreten können. Im ersten Fall ist das Milieu von Abfallstoffen aus dem Stoffwechsel (Schlackenstoffe und Toxine) oder von eingedrungenen Umweltgiften verunreinigt. Es kommt zu Belastungskrankheiten. Im zweiten Fall fehlen dem Milieu die für die Zellen notwendigen Substanzen (Aminosäuren, Vitamine, Mineralstoffe). Dies führt zu Mangelkrankheiten.

Schackenstoffe, Toxine und Umweltgifte verdicken das Blut, verstopfen die Gefäße und die Organe, greifen das Gewebe an und berauben den Körper der Abwehrkräfte, so daß er Infektionskrankheiten gegenüber anfälliger wird. Wenn die Organe zudem nur noch ungenügend mit lebenswichtigen Substanzen versorgt werden, werden sie in ihrer Funktion eingeschränkt. Die Vergiftung des Körpers schreitet rasch voran. Das führt wiederum zu höherer Produktion von Abfallstoffen und zu zusätzlicher Belastung des Milieus.

Die Grundursache der meisten Krankheiten und organischen Beschwerden ist eine Anhäufung von Abfallstoffen in den Geweben. Cholesterin verdickt das Blut und führt zu Fettablagerungen in den Gefäßen und beeinträchtigt die Blutzirkulation. «Kristalle» blockieren und entzünden die Gelenke, Säuren greifen die Haut an, Gallensteine blockieren die Galle, Schleim behindert die Bronchien…

Erstes Ziel der Behandlung ist, den Körper von Abfallstoffen und Toxinen zu befreien. Fünf Ausscheidungsorgane bieten sich dafür an: Leber, Darm, Nieren, Lungen und Haut. Die Haut ist das Ausscheidungsorgan, das durch Wickel und Kompressen vorrangig angeregt wird. Als einziges Organ ist sie zudem in der Lage, alle Arten von Abfallstoffen und Toxinen auszuscheiden. Dies erklärt die große Wirksamkeit therapeutischer Anwendungen über die Haut (Wickel und Kompressen).

DIE HAUT – EIN VIELSEITIGES ORGAN

Die Haut ist mehr als Schutzhülle und Pseudotasche für die Organe. Sie ist ein eigenständiges Organ mit vielfältigen, oft verkannten Aufgaben, welche die Wirkungsweise der Wickel und Kompressen verstehen lassen.

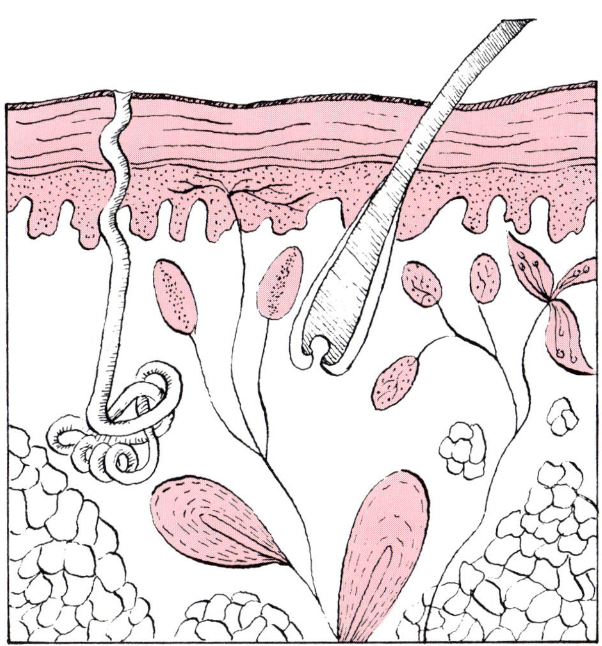

Querschnitt der Haut

Die Gefäßfunktion der Haut

Die Haut wird von einem außerordentlich gut entwickelten Netz von Blutkapillaren durchzogen. Kapillaren sind sehr feine Blutgefäße, in der Dimension einem Haar ähnlich, welche auch in tieferliegendem Gewebe zu finden sind. Sie versorgen die Zellen mit Sauerstoff und Nährsubstanzen. Ebenso werden die von den Zellen ausgeschiedenen Abfallstoffe über sie entsorgt.

Die Kapillaren besitzen die Fähigkeit, sich stark zu dehnen, so stark, daß sich ihr Durchmesser verdoppeln oder sogar verdreifachen kann. Sie besitzen auch die Fähigkeit, sich so stark zusammenzuziehen, daß die Öffnung selbst für die roten Blutkörperchen zu klein ist. Sind die Kapillaren in der Haut erweitert, enthalten sie rund 20% des gesamten Blutvolumens!

Durch das Auflegen von Wickeln und Kompressen kann über die Kapillaren eine große Blutmenge mobilisiert werden. Je nach Art des Wickels/der Kompresse (warm oder kalt) werden die Haut oder auch tieferliegende Organe angeregt. Diese Möglichkeit ist von um so größerem Wert, als das Blut nicht nur eine vorrangige Rolle bei der Ernährung und Sauerstoffversorgung der Zellen spielt, sondern auch bei allen Abwehrprozessen.

Die Muskelfunktion der Haut

Die Hautmuskeln sind sehr klein, aber zahlreich. Wenn sich die Muskeln gleichzeitig zusammenziehen, ist ihr Einfluß auf Blutzirkulation, Wärmeproduktion, Schweißbildung und Zellaustausch sehr groß.

In der Haut kommen drei Muskelarten vor. Bei der ersten handelt es sich um haaraufrichtende Muskeln. Sie richten bei Kälte die Haare auf, die Poren schließen sich, um einen Wärmeverlust zu verhindern. Bei der zweiten Muskelart handelt es sich um die Blutgefäßmuskeln. Ihre Aufgabe besteht darin, die Kapillaren zu dehnen und zusammenzuziehen (entspannen und spannen). Die dritte Muskelart schließlich besteht aus isolierten Adern (Fasern) im Hautgewebe. Sie geben der Haut Elastizität und Spannkraft, welche nötig ist, um verschiedene Einflüsse ohne Schaden zu überstehen.

Die Ausscheidungsfunktion der Haut
Die Haut besitzt drei Ausscheidungsmöglichkeiten.

Die Schweißdrüsen
Zwei Millionen Schweißdrüsen (70 bis 120 Drüsen pro cm^2) haben die Aufgabe, den Schweiß über die Hautporen auszuscheiden. Im Gegensatz zu anderen Drüsen produzieren sie nichts, sondern entziehen dem Blut lediglich eine mit toxischen Substanzen belastete Flüssigkeit, welche sie anschließend in Form von Schweiß ausscheiden.

Die Schweißdrüsen funktionieren ähnlich wie die Nephronen, die Funktionseinheit der Niere. Man kann die Schweißdrüsen mit einer über den ganzen Körper verteilten dritten Niere vergleichen. Die ausgeschiedenen Abfallstoffe sind identisch mit denjenigen der Niere. Es handelt sich um wasserlösliche Abfallstoffe, z. B. verbrauchte Mineralstoffe (Phosphor), Abbauprodukte aus dem Eiweißstoffwechsel (Harn, Harnsäure, Kreatinin), Säuren (Milchsäure) und anorganische chemische Substanzen, die aus synthetischen Medikamenten und Schadstoffen aus der Umwelt stammen.

Die Filtration der Abfallstoffe und Toxine ist vom Blutfluß abhängig. Sie kommt praktisch zum Erliegen, wenn es kalt ist und das Blut sich in tieferliegendes Gewebe zurückgezogen hat. Die Filtration ist dagegen sehr groß, wenn das Blut sehr schnell zirkuliert und die Kapillaren mit Blut gefüllt sind. Die lokale Beschleunigung der Blutzirkulation läßt sich mit Wickeln und Kompressen auf einfache Art erreichen.

Die Talgdrüsen
Die Talgdrüsen befinden sich an der Wurzel des Haares. Es gibt davon ungefähr 300 000, verteilt über den ganzen Körper. Sie filtrieren das durch die Kapillaren zugeführte Blut und reinigen es von löslichen Abfallstoffen. Es sind dies Abfallprodukte von Kohlehydraten und Fetten, Schleim, Kadaver von Mikroben und verschiedene toxische Substanzen. Die Abfallprodukte werden in Form von Talg, einer Substanz, welche die Haut salbt und geschmeidig hält, ausgestoßen. Bei verstopfter Talgdrüse bildet sich ein Pickel mit schwarzem Kopf. Bei verstopfter und entzündeter Drüse kommt es zu Akne und Furunkeln.

Die Basalschicht
Ein dritter Ausscheidungsweg der Haut ist die Basalschicht, welche sich in der Oberhaut, der äußersten Schicht der Haut, befindet. Sie ist noch wenig erforscht. Man weiß jedoch, daß sie ungefähr 70 Enzyme enthält, welche Zell- und Mikrobenüberreste sowie Toxine verdauen können. Sobald diese Abfallstoffe in einfachere Teile gespalten sind, werden die nützlichen Teile wieder in den Blutstrom zurückgeführt, die andern werden zur Ausscheidung an die Hautoberfläche abgestoßen.

Die Ausscheidung findet nach bekanntem Verfahren statt. Die toxische Substanz wird in einer Zelle mit Hilfe von Schwefel neutralisiert. Nun stößt die Zelle ihren Kern samt Flüssigkeit ab und wird dadurch platt und trocknet aus. Die Zelle durchläuft nun alle Schichten der Oberhaut, bis sie an der Oberfläche als tote Zelle abgestoßen wird (Exfoliation = das Sichabstoßen des Epithels der Haut in geschichteten Lamellen, Schuppen).

Die Assimilationsfunktion der Haut
Die Haut ist nicht nur ein Ausscheidungsorgan, sondern auch ein Assimilationsorgan, das fähig ist, einen Teil der mit ihm in Kontakt kommenden Substanzen aufzunehmen.

Im Thermalbad nimmt die Haut Mineralien auf (wissenschaftliche Studien belegen dies), durch Medizinalsalben und Schönheitspräparate wird sie mit spezifischen Wirkstoffen versorgt. Gleiches geschieht auch bei Wickeln und Kompressen. Hier ist das Assimliationsvermögen von zentraler Bedeutung. Nur so läßt sich z. B. die Wirkung des Lehms und des Kohls erklären.

Die Nervenfunktion der Haut
Ein stark verzweigtes Nervenfasernnetz durchzieht die Haut bis in die äußersten Schichten, wo selbst kleinste Reize wahrgenommen werden können. Es gibt vier Arten von sensiblen Empfängern, jeder spezialisiert auf eine bestimmte Art von Gefühl. Wir sprechen von Kontakt-, Druck-, Schwingungs- und Temperaturempfängern.

Die in der Haut enthaltene «hypersensible Hülle» beschränkt sich nicht darauf, die Haut zu schützen, sondern reagiert auch auf äußeren Einfluß. Das Empfinden von Wärme oder Kälte führt zum Öffnen oder Schließen der Poren, zur Beschleunigung oder Verlangsamung der Blutzirkulation, zur Anregung oder Einschränkung des Verbrennungsprozesses usw. Diese Veränderungen im Hautstoffwechsel können mit Wickeln und Kompressen gezielt genutzt werden.

KOMPRESSEN

Stoffwahl
Die Kompresse ist ein Tuch, das mehrere Male gefaltet, in eine Flüssigkeit getaucht, leicht abgetropft und alsdann auf die kranke Körperstelle gelegt wird. Wird eine Kompresse um den ganzen Körper gewickelt, so spricht man, obwohl es sich um eine Kompresse handelt, von Wickel. Der verwendete Stoff soll Leinen, ein Gemisch aus Leinen und Baumwolle oder Baumwolle sein. Da die Beschaffung von echtem Leinenstoff schwierig ist, haben wir uns bei den Anwendungen auf Baumwollstoffe beschränkt.

Temperatur der Flüssigkeit
Die Flüssigkeit, in die man die Kompresse taucht, ist von unterschiedlicher Temperatur. Sie kann eiskalt, kalt (unter 20 Grad), kühl oder lauwarm sein, Körpertemperatur haben oder kochendheiß sein (ungefähr 45 Grad).

Flüssigkeitsmenge
Unabhängig von ihrer Temperatur sind die Kompressen je nach Anwendung kräftig oder nur leicht auszuwringen. Sie enthalten also entweder eine sehr kleine oder große Flüssigkeitsmenge. In Einzelfällen sind Kompressen auch trocken.

Größe der Kompresse
Die Größe der Kompresse hängt von der zu behandelnden Stelle ab. Für einen Finger braucht es eine kleine Kompresse, für den ganzen Oberkörper eine große.

Art der Flüssigkeit
Die am häufigsten verwendete Flüssigkeit ist Wasser, es kann jedoch auch ein Aufguß oder ein Absud von Medizinalpflanzen sein. Auch eine Mischung von Wasser und Essig oder Molke ist möglich.

Schutztuch und Wolldecke
Die aufgelegte Kompresse wird in den meisten Fällen mit einem Schutztuch gedeckt. Es schützt die Umgebung vor Nässe und hilft in manchen Fällen, die Kompresse zu fixieren. Ein Wolltuch oder eine Wolldecke verhindert ein allzu rasches Abkalten der Kompresse.

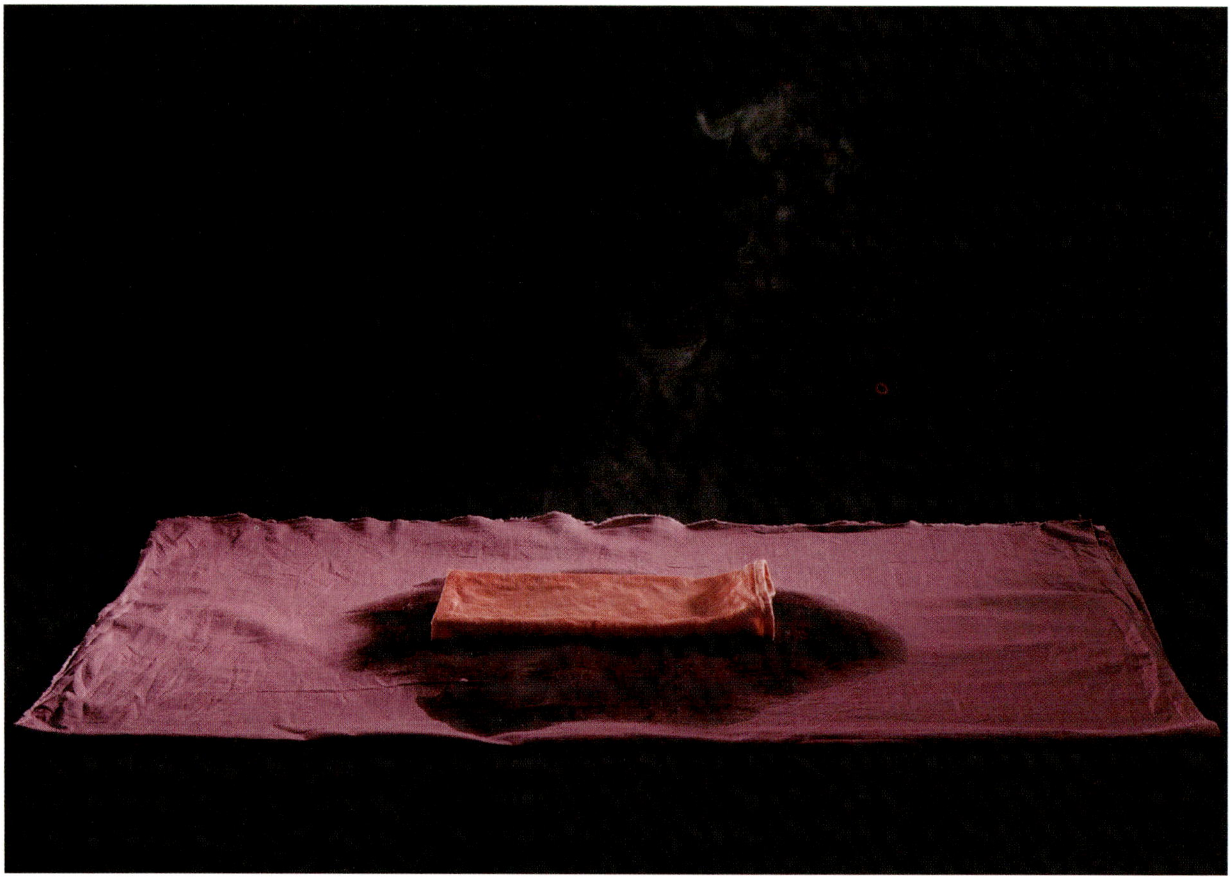

Photo 1: Die heiße Kompresse wird auf das Tuch/Küchentuch gelegt

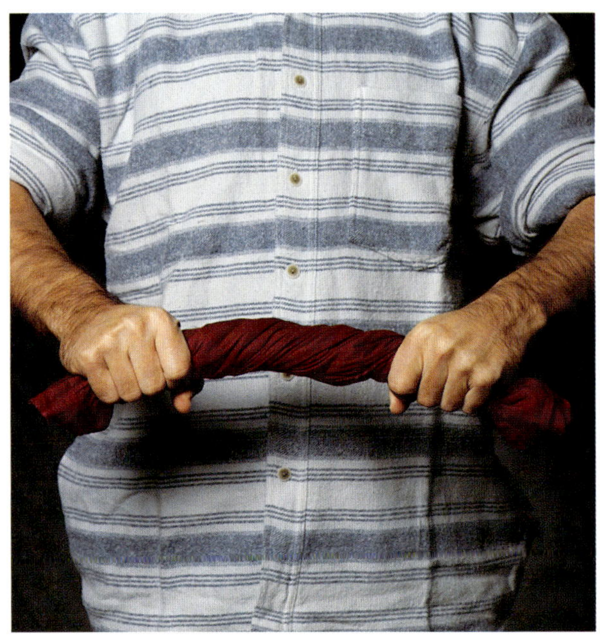

Photo 2: Auswringen der Kompresse

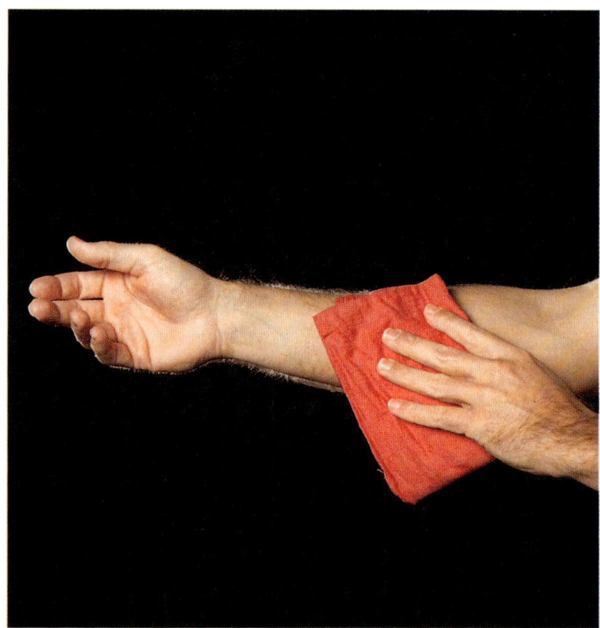

Photo 3: Prüfung der Temperatur der Kompresse

WICKEL

Material
Die Wickel bestehen aus teigähnlichen Zubereitungen. Sie werden entweder direkt auf die Haut aufgetragen oder gelegt, auf ein Baumwolltuch oder Papier gestrichen oder verteilt und alsdann eingewickelt.
Für Wickel eignen sich Eiswürfel, erdige Massen (Heilerde), Gemüse (Kartoffeln, Kohl, Zwiebeln, Knoblauch Möhren/Karotten), Früchte (Zitronen, Pfirsiche, Äpfel), Mehl von Samen (Leinsamen, Senfsamen), tierische Produkte (Quark, Bienenwachs) usw.

Heiße und kalte Wickel
Je nachdem, ob eine Wirkung auf Hautebene oder eine Tiefenwirkung (auf Organebene) erwünscht ist, wird man einen warmen oder kalten Wickel machen.

DIE WIRKUNG VON WICKELN UND KOMPRESSEN

Wickel und Kompressen brauchen zur Entfaltung ihrer Heilkraft den Hautkontakt; von ihnen geht eine thermische, chemische, ableitende und physische Wirkung aus. Die thermische Wirkung ist die eigentliche therapeutische Aktion. Sie ist für den Heilungsprozeß von großer Bedeutung.

Die thermische Wirkung
Ein Wickel oder eine Kompresse verhält sich wie eine zweite Haut. Da diese zweite Haut jedoch nicht die gleiche Temperatur hat wie die erste, entsteht ein thermisches Ungleichgewicht. Der Körper kann diesen Zustand nicht lange dulden, da dies das Überleben der Zellen und damit das gute Funktionieren der Ogane gefährdet. Das thermische Ungleichgewicht zwingt den Körper zu einem Wiederausgleichen, was durch Anregen der physiologischen Abläufe geschieht, die ihrerseits den Ausgangspunkt der Heilwirkung der Wickel und Kompressen bilden.

Die Temperatur
Das thermische Ungleichgewicht ist um so größer, je weiter Körpertemperatur und Temperatur des Wickels/der Kompresse auseinanderliegen. Die Anpassungsfähigkeit des Organismus ist ziemlich groß bei Temperaturen, die sich zwischen 20 und 40 Grad bewegen. Heiße Kompressen können jedoch bis zu 45 Grad warm sein und kalte Wickel bis zum Nullpunkt sinken (Eiswickel).

Der Aufbau und der Inhalt von Wickel und Kompresse
Das thermische Ungleichgewicht kann durch den Aufbau (Dicke) des Wickels oder durch die in der Kompresse enthaltene Wassermenge beeinflußt werden. Je dicker die «zweite Haut» ist, um so mehr muß der Körper kämpfen, um die normale Körpertemperatur wiederherzustellen. Eine kalte Kompresse aus einem feinen, gut ausgewrungenen Tuch verhält sich völlig anders als eine 5- bis 6mal gefaltete Kompresse, die mit kaltem Wasser durchtränkt ist.

Die Fläche von Kompresse und Wickel
Die Fläche des Wickels oder der Kompresse ist für die thermische Wirkung von Bedeutung. Je größer die Oberfläche, desto größer das Ungleichgewicht. Und je größer das Ungleichgewicht, je mehr Kraft braucht der Organismus, um das Gleichgewicht wiederherzustellen.

Die Dauer von Wickel und Kompresse
Je länger eine Anwendung dauert, um so länger bleibt das Ungleichgewicht bestehen und um so stärker muß der Organismus dagegen ankämpfen.

Kalte Anwendung
Bei kalten Anwendungen spaltet sich die Reaktion in zwei Phasen. In der ersten Phase, als Antwort auf den Kälteschock, zieht der Organismus das Gewebe zusammen, um sich vor der kalten Aggression zu schützen. Die Kapillaren in der Haut verengen sich, dadurch wird das Blut in das tiefere Gewebe abgedrängt. Die Blutzirkulation in der Haut kommt beinahe zum Stillstand. Erinnern wir uns: das Blut hat die Aufgabe, die Zellen mit Nährstoffen und Sauerstoff zu versorgen. Fehlt das Blut in der Haut, wird der Stoffaustausch langsamer, d.h. es entsteht eine Verlangsamung der Ernährung, Sauerstoffversorgung, Verbrennung und Ausscheidung auf Zellebene.

Die erste Phase ist sehr kurz. Der Körper muß rasch reagieren, damit der Haut wieder Wärme zugeführt wird. Er versucht, die Temperatur der Kältequelle zu verändern, indem er die Gefäße öffnet. Dies ist die zweite Phase. Große Mengen warmes Blut aus dem tieferen Gewebe gelangen in die obersten Schichten. Die Kapillaren erweitern sich und füllen sich mit Blut. Die Zirkulation ist rasch und intensiv. Sie versorgt die Haut ununterbrochen mit warmem Blut. Die Haut wird warm. Die Zellen erhalten also wieder den für ihr Funktionieren nötigen Sauerstoff und die Nährstoffe. Das Zelleben, welches in der ersten Phase auf Sparflamme geschaltet hatte, funktioniert wieder normal. Es nimmt rasch einen schnelleren, von der Abwehrreaktion des Körpers ausgelösten Rhythmus an. Die kalte Aggression führt zu einem rascheren Stoffwechsel.

Die Heilwirkung bei kalten Anwendungen basiert auf dem Umstand, daß die kranken Zellen besser mit Sauerstoff und Nährstoffen versorgt werden. Gleichzeitig, und dies ist genauso wichtig, können die Zellen rascher und besser von Schlackenstoffen und Toxinen befreit werden, welche die eigentliche Ursache der Krankheit sind. Die bessere Blutzirkulation und der raschere Zellaustausch veranlaßt die Lymphozyten, d.h. das Immunsystem, im kranken Körperteil zu rascherem Handeln (zum Zerstören krankmachender Eindringlinge).

Warme Anwendung
Bei warmen Anwendungen kommt es nicht zu einer ersten Phase (siehe kalte Anwendungen). Die organischen Reaktionen, d.h. die zweite Phase, setzen dank zugeführter Wärme gleich zu Beginn ein. Je länger die Einwirkung und je höher die Temperatur, desto stärker die Reaktion des Organismus. Warme Anwendungen verlangen vom Körper nur sehr wenig Krafteinsatz, da er die Wärme nicht selber produzieren muß.

Warme oder kalte Anwendung?
Eine warme Anwendung verlangt vom Patienten nur wenig Krafteinsatz. Sie ist deshalb angezeigt bei wenig vitalen Menschen, bei von Krankheit geschwächten oder bei älteren Menschen. Anderseits ist sie auch da angebracht, wo man Kaltes erwärmen muß (kalte Extremitäten, Arthrose), Hartes erweichen (blockiertes Gelenk), Steifes lösen (Krämpfe) und Verlangsamtes beschleunigen (schlechte Blutzirkulation, organische Schwäche).

Erstaunlicherweise haben lange kalte Anwendungen dieselbe Wirkung wie warme Anwendungen, da der Körper von Kälte angegriffenes Gewebe zu erwärmen vermag. Diese Erwärmung nimmt aber eine gewisse Zeit in Anspruch. Wenn die Erwärmung einmal da ist, ist sie jedoch viel intensiver, da sie vom Körper selbst produziert wurde. Da kalte Anwendungen vom Körper eine gute Reaktionsfähigkeit verlangen, können sie nur Menschen mit guter Vitalität empfohlen werden.

Im Gegensatz zu den beiden obenerwähnten Anwendungen (warme und lange kalte Anwendungen) haben kurze kalte Anwendungen genau die entgegengesetzte Wirkung. Die Kälte kühlt das Warme (lindert Entzündungen), zieht Ausgedehntes zusammen (Gewebeschwellungen bilden sich zurück), verlangsamt Beschleunigtes (bei Überfunktion von Organen oder Drüsen), strafft Weiches (gedehntes Gewebe, organische Schwäche) und lindert Schmerz (schmerzstillende Wirkung).

Zusammengefaßt kann gesagt werden: Kurze Kälte ist vor allem angezeigt bei Entzündungen und akuten Erkrankungen, Wärme eher bei chronischen Leiden. Allerdings gibt es Ausnahmen (siehe praktischen Teil).

Die chemische Wirkung

Ein therapeutischer Erfolg mit Wickeln und Kompressen ist auch dank der Assimilationsfähigkeit der Haut möglich. Sie ist in der Lage, die in Wickeln und Kompressen enthaltenen wirksamen Substanzen, seien es Vitamine und Mineralstoffe (Gemüse, Früchte, Lehm usw.), Stoffe in Heilpflanzen usw., aufzunehmen. Gerade bei Früchten und Gemüse sollte darauf geachtet werden, daß die Produkte wenn immer möglich unbelastet sind, d.h. aus biologischem Anbau oder mindestens aus integrierter Produktion stammen.

In den meisten Fällen basiert die Wirkung auf der Verbindung von Temperatur und Heilkraft des verwendeten Materials. Eine Wirkung, die ausschließlich auf der Nähr- oder Medizinalsubstanz basiert, ist eher selten. Ein Beispiel: die Arnikasalbenkompresse (Verstauchungen).

Die ableitende Wirkung

Eine ableitende Anwendung ist in der Lage, in einem bestimmten Körperteil einen Heilungsprozeß sehr rasch in Gang zu bringen. Dafür verantwortlich sind zum Beispiel die im Senfmehl enthaltenen Substanzen, welche auf die Haut eine reizende Wirkung ausüben. Es kommt zu einem Kribbeln und einem Gefühl des Brennens, was absolut normal, ja erwünscht ist. Bleibt dieser Stoff jedoch zu lange auf der Haut, kommt es zu starker Rötung, wenn nicht gar zur Bildung von Blasen und offenen Wunden.

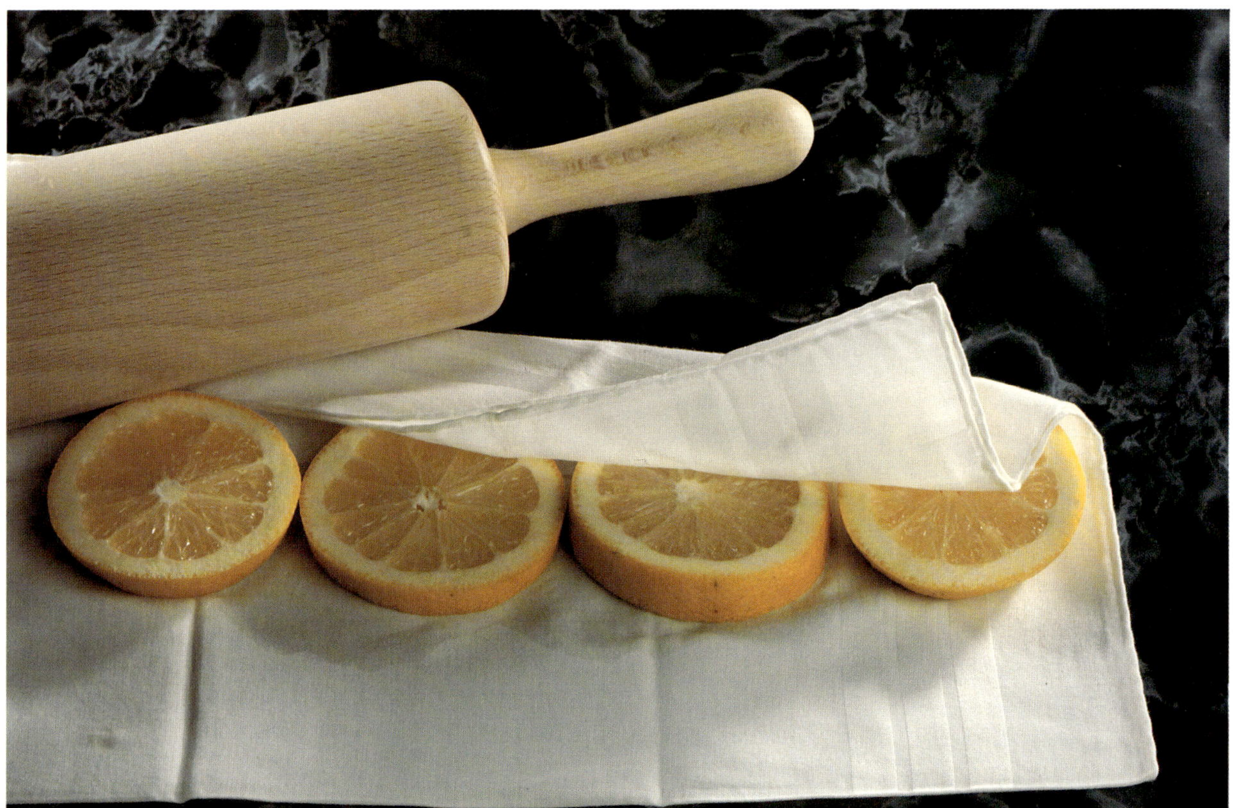

Photo 4: Zitronenwickel

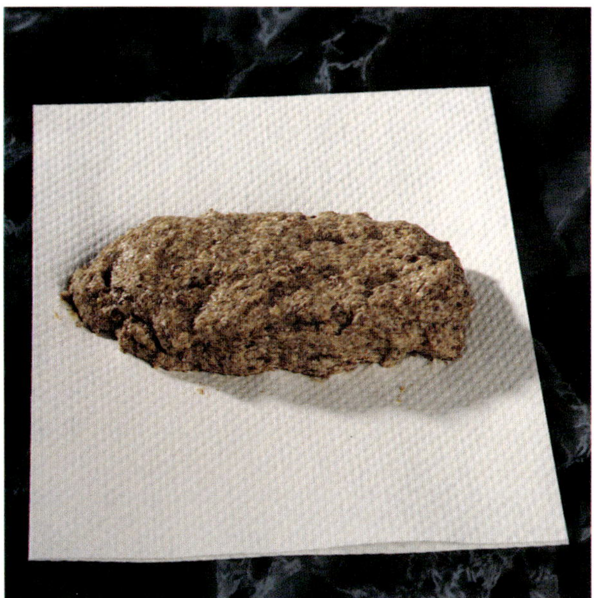

Photo 5: Aufgetragener Leinsamenmehlwickel.

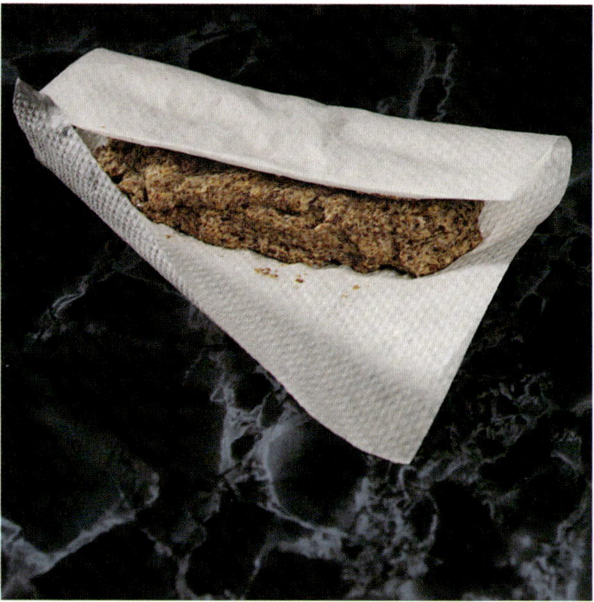

Photo 6: Leinsamenmehlwickel einpacken.

Wickel und Kompressen mit ableitender Wirkung haben nicht zum Ziel, die Haut zu verletzen, sondern sie sollen den Heilungsprozeß künstlich auslösen. Um sich gegen die Aggression zu wehren, zieht die Haut eine große Menge Blut aus dem tieferliegenden Gewebe. Diese große Blutmenge führt zu einer besseren Durchblutung der Haut. Reizende Substanzen (Toxine) können dadurch besser neutralisiert und ausgeschieden werden, was den Heilungsprozeß fördert.

Eine ableitende Anwendung ist immer sehr kurz. Sie muß aber so lang sein, daß der Körper die Aggression spürt und Alarm auslösen kann für den Verteidigungsprozeß. Extreme Rötungen und Blasen deuten darauf hin, daß die Übung abgebrochen werden muß. Bei sensibler Haut ist also Vorsicht angezeigt.

Es wäre falsch zu glauben, daß ableitende Anwendungen nur oberflächlich wirken. Das Gegenteil ist der Fall, werden sie doch gerade bei schlecht durchblutetem tieferem Gewebe, z. B. bei schmerzenden Gelenken (Rheumatismus) oder bei einem mit Schlacken gesättigten Organ (Bronchien bei Asthmakranken), eingesetzt. Durch den Austausch von großen Blutmengen und deren Verschiebung an die Oberfläche kann ein tieferliegendes Organ rasch entlastet und von Toxinen befreit werden. Die Toxine werden über die Haut ausgeschieden.

Die physische Wirkung (aufsaugende Wirkung)

Lehm- und Kohlwickel zeichnen sich durch ihre anziehende und aufsaugende Wirkung aus. Beide sind in der Lage, einesteils schädliche Substanzen wie Toxine und Schlackenstoffe zu absorbieren, andernteils Vitamine und Mineralstoffe an den Organismus abzugeben. Wichtig in diesem Zusammenhang ist, daß nicht nur oberflächliches, sondern auch tieferliegendes Gewebe von der Behandlung profitieren kann. Toxine und Schlackenstoffe werden buchstäblich, wie durch einen Magnet, angesaugt und an die Oberfläche geschafft, wo sie über die Haut ausgeschieden werden.

Als Therapie müssen Lehm- und Kohlanwendungen mehrmals angewandt werden, da zuerst das oberflächliche Terrain gereinigt werden muß, bevor die Wirkstoffe in tieferliegendes Gewebe vorstoßen können.

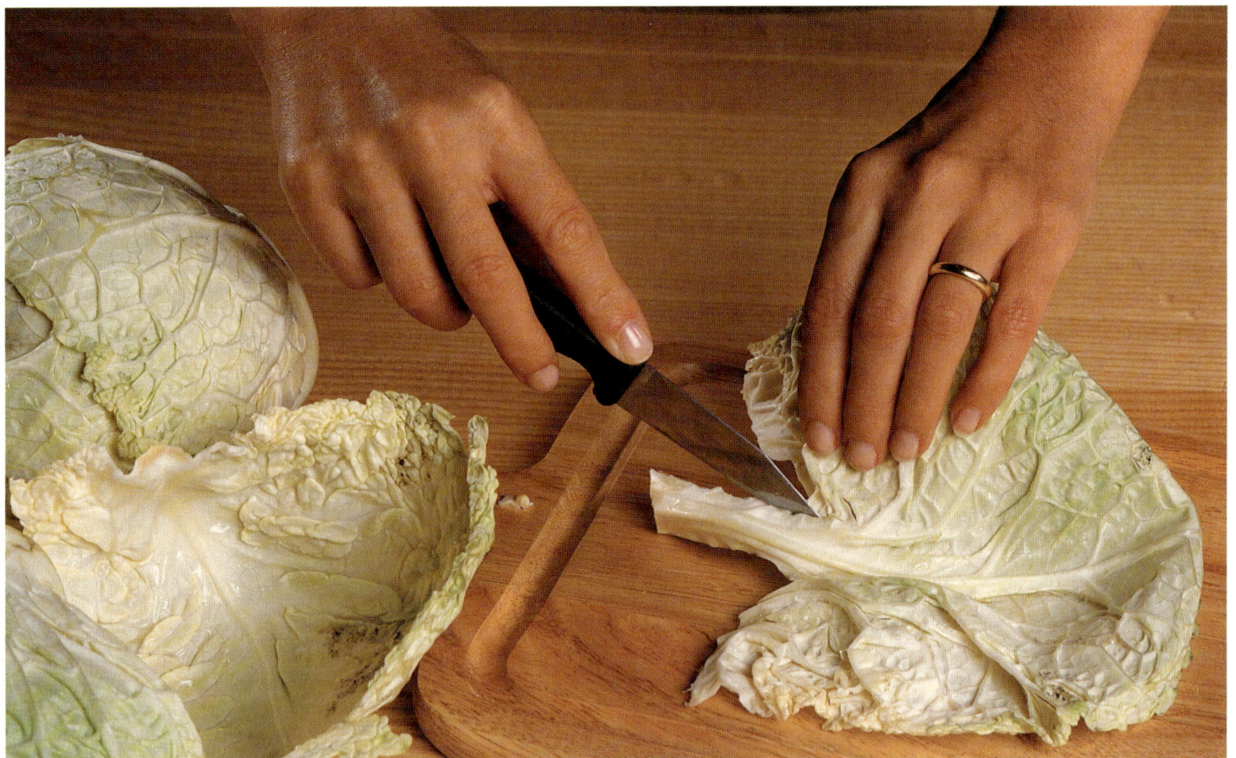

Photo 7: Kohlwickel: Entfernen der Mittelrippe.

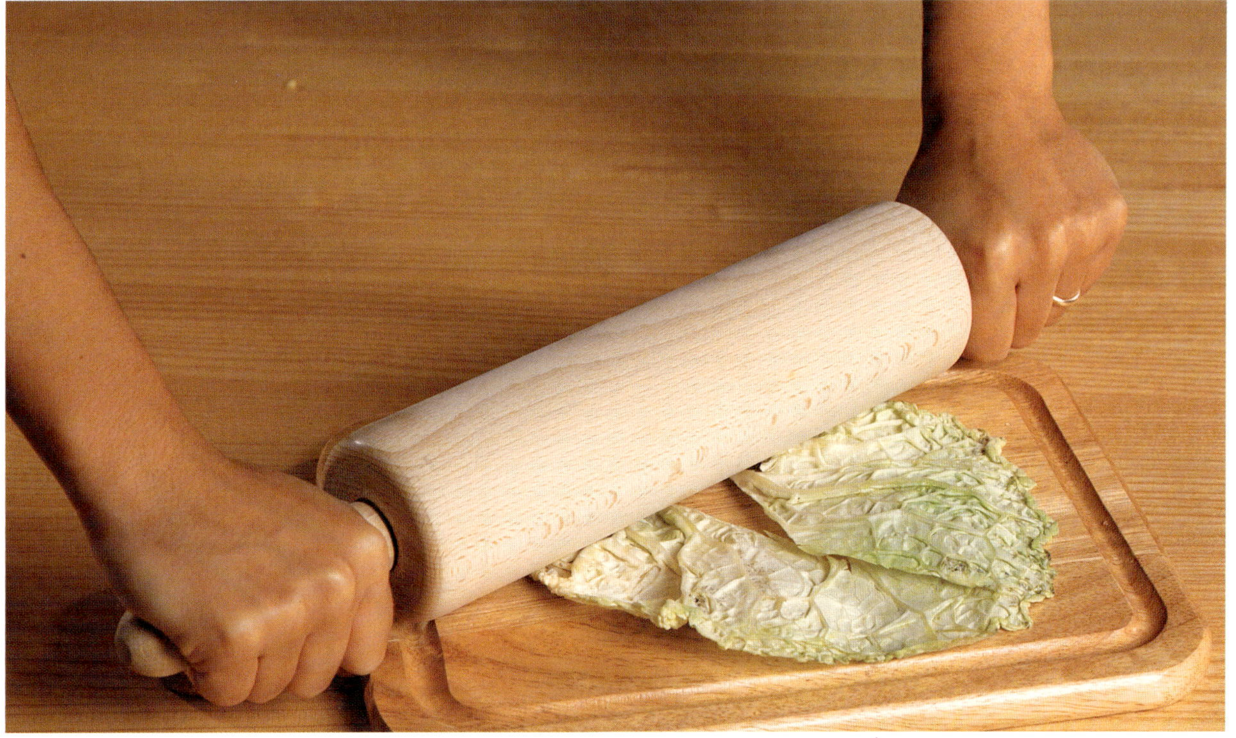

Photo 8: Kohlwickel: Rollen der Blätter mit dem Nudelholz.

Die anziehenden und aufsaugenden Eigenschaften von Kohl und Lehm sind nicht von der Wärme abhängig. Kommt die Temperatur jedoch dazu, was bei Lehm der Fall sein kann (hier sind kalte und warme Anwendungen möglich), verbinden sich anregende, ausscheidungsfördernde und herausziehende Eigenschaften.

Lehm und Kohl sind prädestiniert für die Reinigung der Haut: Pickel, Wunden, Abszeß, Furunkel usw. Bei diesen und ähnlichen Leiden muß der Lehm/der Kohl häufig erneuert werden, um eine Selbstvergiftung zu verhindern. Beide Produkte sind rasch von Schlacken gesättigt. Beim Kohl ist dies sehr augenfällig: er sieht «verfault» oder «verkocht» aus.

Wickel und Kompressen wirken auf Haut und tiefere Organe

Die Haut ist ein ausgesprochen fein struktiertes, dünnes Organ. Je nach Anforderung variiert die Dicke zwischen 0,12 mm (Augenlid) und 2 mm (Handfläche). Gerade weil die Haut dünnwandig ist, spricht sie auf Wickel und Kompressen so gut an. Eine rasche Blutzirkulation in den obersten Hautschichten führt automatisch auch in den tieferliegenden Schichten zu einer rascheren Zirkulation, da die Blutgefäße vernetzt sind. Dasselbe gilt für die Stoffwechselvorgänge.

Es gibt noch einen weiteren Grund für die gute Tiefenwirkung von Wickeln und Kompressen. Sobald die oberen Gewebeschichten von Schlakkenstoffen befreit sind, haben tieferliegende Schlackenstoffe freie Bahn, um an die Oberfläche zu gelangen, wo sie ausgeschieden werden. Dieser Vorgang wiederholt sich von Gewebeschicht zu Gewebeschicht, bis schließlich auch tiefliegende Organe von krankmachenden Schlackenstoffen und Toxinen befreit werden können. Eine Tiefenwirkung ist natürlich nur möglich, wenn die Wirkung von Wickeln und Kompressen stark genug ist; diese ist abhängig von Temperatur, Dicke und Häufigkeit.

PRAKTISCHER TEIL

KOPF UND NACKEN

Obwohl Kopfschmerzen die verschiedensten Ursachen haben können, treten sie nur in zwei Formen auf: einerseits handelt es sich um Kopfschmerzen, die durch Kreislaufprobleme ausgelöst werden, andererseits um solche, die auf Muskelverspannungen des Nackens zurückzuführen sind. Die letzteren sind entweder muskulären Ursprungs (schlechte Haltung) oder nervöser Art (Streß, Sorgen, Ängste).

Kreislaufbedingte Kopfschmerzen

Bei den kreislaufbedingten Kopfschmerzen sind die Blutgefäße, die das Gehirn durchbluten, extrem erweitert, was zu einem schmerzhaften Blutandrang führt. In diesem Fall sind Kälteanwendungen angezeigt, da sie die Blutgefäße veranlassen, sich zusammenzuziehen und wieder den normalen Umfang anzunehmen. Dies führt zu einer besseren Durchblutung des Gehirns.

Eiswasserkompresse

MATERIAL 1 Schüssel kaltes Wasser – Eiswürfel – 1 mehrmals gefaltetes Baumwolltuch, groß genug, um die Stirn zu decken (Kompresse).

VORBEREITUNG Eiswürfel in die Schüssel mit kaltem Wasser geben. Kompresse in das eiskalte Wasser tauchen. Leicht abtropfen lassen.

ANWENDUNG Kompresse auf die Stirn legen.

HÄUFIGKEIT Anwendung nach Belieben wiederholen.

VARIANTE Eine zweite Kompresse kann gleichzeitig oder im Wechsel auf den Nacken gelegt werden.

Eiswickel

MATERIAL Eiswürfel, ganz oder in kleinen Stükken (mit dem Hammer zerschlagen) – 1 Plastikbeutel – 1 Gummiband – 1 Baumwoll-Schutztuch.

VORBEREITUNG Eiswürfel in den Plastikbeutel füllen und so verteilen, daß man eine Fläche in der Größe der Stirn erhält. Den Beutel mit dem Gummiband gut schließen.

ANWENDUNG Eiswickel in das Schutztuch hüllen, das je nach persönlicher Kälteempfindlichkeit ein oder mehrere Male gefaltet worden ist. Wickel auf die Stirn legen.

DAUER 3 bis 10 Minuten.

HÄUFIGKEIT Bei Bedarf Eiswickel 2- bis 3mal wiederholen.

BEMERKUNG Ein Eiswickel hat eine stärkere Wirkung als eine Eiswasserkompresse. Man kann jedoch auch zu stark kühlen, also nicht übertreiben! Eiswickel sollten bei Kranken, älteren und schwachen Menschen nicht angewendet werden.

Heißer Fußwickel

ZUSÄTZLICH In Verbindung mit einer Eiswasserkompresse oder einem Eiswickel auf Stirn und Nacken haben sich heiße Fußsohlenwickel als sehr wirksam erwiesen. Sie leiten das Blut, das zu einem Druck im Kopf führt, nach unten in Beine und Füße ab. Am wirksamsten sind Senf- und Zwiebelwickel (siehe kalte Füße, Seite 83).

Weitere empfehlenswerte Wickel

Kalter Lehmwickel (Seite 29)

Kopfschmerzen durch Muskelspannung

Die muskulär bedingten Kopfschmerzen werden durch eine zu lange Kontraktion der Nackenmuskeln und des Haaransatzes ausgelöst. Diese Kontraktion führt zu Schmerzen im ganzen Kopfbereich. In diesem Fall ist Wärme angezeigt, da sie die Spannungen löst und beruhigt.

Heiße Kompresse

MATERIAL 1 Schüssel kochendes Wasser – 1 Baumwolltuch, 3- bis 4mal gefaltet, groß genug, um den Nacken zu decken (Kompresse) – 1 Wärmeflasche – 1 kleines Frottiertuch (Handtuch) – 1 Küchentuch.

VORBEREITUNG Kompresse in das kochende Wasser tauchen, herausnehmen und abtropfen lassen. Kompresse in das Küchentuch einschlagen und durch entgegengesetzte Drehungen an beiden Enden kräftig auswringen (Photo 1 und 2, Seite 18). Kompresse in das Frottiertuch einwickeln (nur eine Lage). Das Frottiertuch schützt die Haut vor der sehr hohen Kompressentemperatur und läßt trotzdem die feuchte Wärme durchströmen. Die Wärme verteilt sich langsam auf der Haut und wirkt entspannend und stärkend auf die verhärteten Muskeln des Nackens.

ANWENDUNG Nachdem die Temperatur der Kompresse auf der Innenseite des Vorderarms geprüft worden ist (Photo 3, Seite 18), wird sie auf den Nacken gelegt. Die Wärmeflasche darauflegen, damit die Wärme der Kompresse während der ganzen Anwendung erhalten bleibt.

DAUER 10 bis 30 Minuten.

HÄUFIGKEIT Die Anwendung kann je nach Bedarf wiederholt werden.

Weitere empfehlenswerte Wickel

Kartoffelwickel (Seite 47).

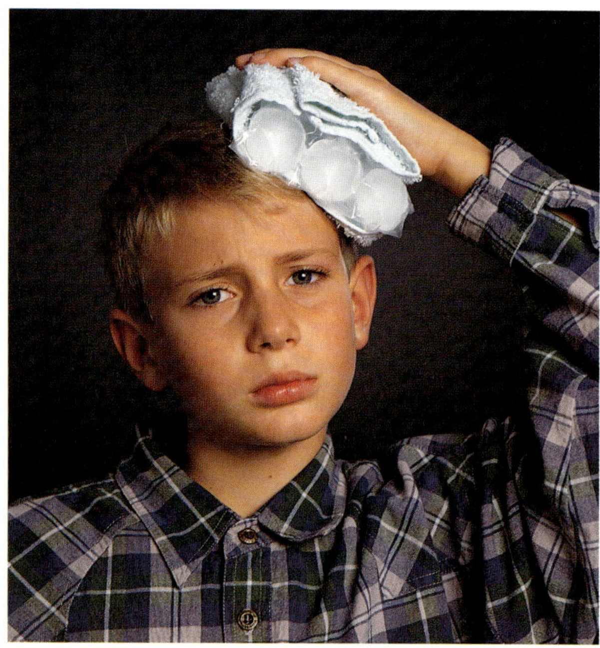

Eiswickel: Beule am Kopf

Beule am Kopf

Wenn man den Kopf anschlägt – an einer Mauer oder an einem Möbelstück – oder mit einer Person zusammenstößt, kommt es zur typischen Schwellung (Beule). Kältezufuhr lindert den Schmerz, und durch Anregung der Blutzirkulation wird die Ödembildung vermindert.

Eiswickel

MATERIAL 2 bis 3 Eiswürfel – 1 Plastikbeutel – 1 Gummiband.

VORBEREITUNG Die Eiswürfel in den Plastikbeutel füllen. Den Beutel mit dem Gummiband gut schließen oder einen Knoten machen.

ANWENDUNG Wickel auf die schmerzende Stelle legen (Photo oben).

DAUER Solange die beruhigende und angenehme Wirkung anhält (5 bis 15 Minuten).

HÄUFIGKEIT Normalerweise genügt eine Anwendung.

Kalter Lehmwickel

MATERIAL Lehmpulver (Heilerde) – kaltes Wasser – 1 Holz- oder Glasschüssel – 1 Holzspachtel.

VORBEREITUNG 2 bis 3 Handvoll Lehm in die Schüssel geben. So viel Wasser unter Rühren mit dem Holzspachtel dazugeben, bis die Masse feucht, aber immer noch fest ist.

ANWENDUNG Lehmmasse 2 bis 3 cm dick auf die Beule auftragen.

DAUER 1 bis 2 Stunden.

HÄUFIGKEIT Normalerweise genügt eine Anwendung.

BEMERKUNG Wenn sich die Beule in den Haaren befindet, ist die Eiskompresse geeigneter.

Migräne

Die Migräne ist ein Kopfschmerz, der in einer Kopfhälfte lokalisiert ist. Im Gegensatz zu den anderen Kopfschmerzen ist eine Migräne oft von Übelkeit, Erbrechen und Sehstörungen begleitet.

Kalter und warmer Lehmwickel auf Stirn und Nacken

MATERIAL Lehmpulver (Heilerde) – kaltes Wasser – 1 Holz- oder Glasschüssel – 1 Holzspachtel – 1 Kochtopf (samt Deckel) kochendes Wasser.

VORBEREITUNG Eine ausreichende Menge Lehmpulver in die Schüssel geben. So viel Wasser unter Rühren mit dem Holzspachtel dazugeben, bis die Masse feucht, aber immer noch fest ist.

ANWENDUNG In zwei Etappen: 1. Die Lehmschicht 1 bis 2 cm dick auf die Stirn auftragen. 1 Stunde einwirken lassen. 2. Nach Entfernung des kalten Lehmwickels einen zweiten, diesmal warmen Lehmwickel auf den Nacken auftragen. Den feuchten Lehm erwärmt man auf dem Heizkörper oder füllt ihn in ein geeignetes Gefäß, das man über einen Topf mit kochendem Wasser stellt.

HÄUFIGKEIT 1- bis 2mal täglich.

Heiße Kompresse

MATERIAL 1 Baumwolltuch, 3- bis 4mal gefaltet, groß genug, um Stirn und Augen zu decken (Kompresse) – 1 Schüssel heißes Wasser – 1 Küchentuch.

VORBEREITUNG Kompresse in das heiße Wasser tauchen, herausnehmen und abtropfen lassen. Kompresse in das Küchentuch einschlagen und durch entgegengesetzte Drehungen an beiden Enden kräftig auswringen (Photo 1 und 2, Seite 18).

ANWENDUNG Nachdem die Temperatur der Kompresse auf der Innenseite des Vorderarms geprüft worden ist (Photo 3, Seite 18), wird sie auf Stirn und Augen gelegt. Hier kann die Wärme ihre entspannende und beruhigende Wirkung entfalten.

DAUER Abgekühlte Kompressen können erneuert werden (siehe Vorbereitung).

HÄUFIGKEIT Die Kompresse kann nach Belieben wiederholt werden.

BEMERKUNG Es gibt Migräneleidende, die auf kalte Kompressen besser ansprechen. In diesem Falle wird die Kompresse in kaltes Wasser getaucht, dem man einige Eiswürfel zufügt. Ansonsten gleich vorgehen, wie unter Vorbereitung beschrieben (siehe auch Eiswasserkompresse, Seite 27.).

Zusätzlich: heiße Leberkompresse

Die Migräne wird oft von Leberstörungen begleitet. Es empfiehlt sich deshalb, gleichzeitig mit der Migräne die Leber zu behandeln (siehe Leberkrankheiten, Seite 55).

GESICHT

Akne, fettige Haut

Auslöser einer Akne ist eine übermäßige Talgabsonderung der Haut. Dies kann zu verstopften Talgdrüsen führen, wobei hinzukommt, daß ein tiefsitzender Bolzen den ganzen Follikelkanal ausfüllt. Es bilden sich Mitesser, gräulich-weiße Knötchen. Durch bakterielle Zersetzung entzünden sich die Talgdrüsengänge. Pusteln (Pickel) sind die Folge, die, wenn sie reif sind, aufgehen und ihren eitrigen Inhalt absondern. Häufig kommt zur Entzündung eine Infektion hinzu.

Die Wickel und Kompressen unterstützen das Abschwellen der Talgdrüsen, indem sie den Talg aus den Bläschen herausziehen und die Haut, welche oft sehr fettig ist, reinigen. Eine heilende und vernarbende Wirkung wird dank der Eigenschaften des Lehms und des Kohls erreicht, eine desinfizierende Wirkung durch die Anwendung der Heilpflanzen.

Kalter Lehmwickel

MATERIAL Lehmpulver (Heilerde) – kaltes Wasser – 1 Holz- oder Glasschüssel – 1 Holzspachtel.

VORBEREITUNG Lehm in die Schüssel geben. So viel Wasser unter Rühren mit dem Holzspachtel beifügen, bis die Masse feucht, aber immer noch fest ist.

ANWENDUNG Lehmmasse ca. 1 cm dick auf die betroffenen Stellen auftragen.

DAUER Lehm entfernen, sobald er trocken ist. Dies dauert 1 bis 2 Stunden. Während des Trocknens zieht der Lehm den Talg aus den Talgdrüsen.

HÄUFIGKEIT Alle 2 bis 3 Tage, je nach erzieltem Resultat.

Kohlwickel

MATERIAL 1 grüner Kohl aus biologischem Anbau – 1 Nudelholz/Wallholz oder 1 Glasflasche.

VORBEREITUNG Bei ein paar schönen Kohlblättern die Mittelrippe herausschneiden (Photo 7, Seite 23), damit man eine glatte Oberfläche erhält. Durch kräftiges Rollen der Blätter mit dem Nudelholz oder mit der Glasflasche wird erreicht, daß die Wirkstoffe bei der Anwendung besser austreten können und die Blätter flach auf der Haut liegen (Photo 8, Seite 23).

ANWENDUNG Kranke Hautpartien mit 2 bis 3 Lagen Kohlblättern decken. Darauf achten, daß sie gut aufeinander und flach auf der Haut liegen.

DAUER 30 bis 60 Minuten.

HÄUFIGKEIT Zu Beginn als Intensivkur 1- bis 2mal täglich, anschließend einen Wickel alle 2 bis 3 Tage.

Heiße Heilpflanzen-Kompresse

HEILPFLANZEN 3 Heilpflanzen eignen sich besonders gut für die Aknebehandlung. Echinacea und Klette desinfizieren. Salbei desinfiziert und beeinflußt den Hormonhaushalt. Salbei ist besonders hilfreich bei Jugendlichen, deren Hautproblem auf eine hormonale Umstellung zurückzuführen ist.

MATERIAL 1 mehrmals gefaltetes Baumwolltuch, etwas größer als die zu behandelnde Stelle (Kompresse) – 1 Küchentuch – je nach Wahl 50 Tropfen Urtinktur Echinacea (Echinacea purp.) auf 1/2 Liter kochendes Wasser – oder Absud von Klette (Arctium lappa): 20 g Wurzeln während 10 Minuten in 1/2 Liter Wasser kochen – oder 50 Tropfen Urtinktur von Klette (Arctium lappa) auf 1/2 Liter kochendes Wasser (die Wirkung der Urtinktur ist stärker als jene des Absuds) – oder Aufguß von Salbei (Salva officinalis): 1 Eßlöffel Salbeiblätter mit 1/2 Liter kochendem Wasser überbrühen. 10 Minuten ziehen lassen. Abseihen.

VORBEREITUNG Kompresse mit der heißen Flüssigkeit übergießen. Kompresse in das Küchentuch einschlagen und durch entgegengesetzte Drehungen an beiden Enden kräftig auswringen (Photo 1 und 2, Seite 18).

ANWENDUNG Nachdem die Temperatur der Kompresse auf der Innenseite des Vorderarms geprüft wordem ist (Photo 3, Seite 18), wird sie auf die zu behandelnde Stelle im Gesicht gelegt.
DAUER 20 bis 30 Minuten.
HÄUFIGKEIT 1- bis 2mal täglich.

Weitere empfehlenswerte Wickel

Quarkwickel (Seite 88).

Neuralgische Schmerzen

Bei einer Neuralgie kommt es zu stoßähnlichen, stechenden Schmerzen in Kiefer, Zähnen, Ohren und Schläfe. Die Schmerzen treten nur in einer Kopfhälfte auf. Verursacht werden sie durch Entzündung eines sensitiven Nervs sowie des Territoriums, das er durchdringt.

Die Verbindung von Wärme und Heilpflanzen in Form einer Kompresse hat eine starke schmerzstillende Wirkung.

Johanniskrautöl-Kompresse

MATERIAL Bestes (biologisches) ätherisches Johanniskrautöl (Hypericum perforatum) – 1 Stofftaschentuch, 3- bis 4mal gefaltet (Kompresse) – 1 Stück Wollstoff oder 1 Wärmeflasche – eventuell 1 Kopftuch.
VORBEREITUNG 10 bis 20 Tropfen ätherisches Öl auf die Kompresse geben.
ANWENDUNG Kompresse auf die schmerzende Stelle im Gesicht legen. Um die Kompresse zu wärmen und warm zu halten, wird ein Wolltuch darauf gelegt, das mit der Hand festgehalten werden kann. Oder es wird eine mit nur wenig heißem Wasser gefüllte Wärmeflasche darauf gelegt.
DAUER Mindestens 1 Stunde oder während der ganzen Nacht. In diesem Fall muß die Kompresse mit einem Kopftuch fixiert werden.
HÄUFIGKEIT Bei Bedarf. Keine Einschränkung.

Heisse Kamillenkompresse

MATERIAL 1 Eßlöffel Kamillenblüten (Matricaria chamomilla L.) – heißes Wasser – 1 Stofftaschentuch, 3- bis 4mal gefaltet (Kompresse) – 1 Schutztuch – 1 Wärmeflasche.
VORBEREITUNG Kamillenblüten in eine große Tasse geben. Mit kochendem Wasser übergießen. 10 Minuten ziehen lassen. Abseihen. Kompresse mit dem noch warmen Aufguß übergießen. Von Hand leicht ausdrücken.
ANWENDUNG Nachdem die Temperatur der Kompresse auf der Innenseite des Vorderarms geprüft worden ist (Photo 3, Seite 18), wird sie auf die schmerzende Stelle gelegt. Mit dem Schutztuch decken und eine mit nur wenig heißem Wasser gefüllte Wärmeflasche darauf legen.
DAUER 30 bis 60 Minuten.
HÄUFIGKEIT Bei Bedarf. Keine Einschränkung.

Weitere empfehlenswerte Kompressen

Kompressen mit bestem (biologischem) ätherischem Öl: Lavendelöl, Kamillenöl, Geraniumöl, Pfefferminzöl.
VORGEHEN Siehe Johanniskrautöl-Kompresse (linke Spalte). Abweichung: maximal 10 Tropfen ätherisches Öl pro Kompresse.

Sinusitis

Die Wangenknochen und die Augenbrauenbogen sind von Höhlen durchdrungen, den Oberkieferhöhlen und den Siebbeinzellen, Sinus genannt, welche mit der Nase verbunden sind. Normalerweise enthalten diese Höhlen Luft. Gewisse Umstände (Anhäufung von Toxinen, Schlackenstoffen, Schnupfen . . .) haben jedoch zur Folge, daß sich diese Höhlen mit Schleim füllen, was zu einer Infektion führen kann. Die Entzündung, die dadurch entsteht, verursacht in der Regel ein Spannungs- und

Druckgefühl im betroffenen Bereich und manchmal einen pochenden Schmerz. Außerdem können Fieber und eine verstopfte Nase hinzukommen. Mit Wickeln wird erreicht, daß die Entzündung gehemmt wird und so der Schleim aus den Nasennebenhöhlen wieder abfließen kann. Wenn Stirnhöhlen und Kieferhöhlen gleichzeitig von der Sinusitis befallen sind, braucht es insgesamt mindestens 6 Wickel (besser aber 8 oder 10). Die Wickel müssen relativ häufig gewechselt werden, da sie nur in warmem Zustand wirksam sind.

Leinsamenmehlwickel

MATERIAL 300 bis 500 g Leinsamenmehl (Drogerie/Reformhaus/Apotheke) – 1 Spachtel – Haushaltpapier oder Papiertaschentücher – 2 feine Baumwolltücher – 2 kleine Wolltücher – 1 Kochtopf mit Deckel.

VORBEREITUNG Das Leinsamenmehl in der doppelten Menge Wasser (600 ml/6 dl bis 1 l) aufkochen. So lange auf kleinem Feuer unter ständigem Rühren köcheln lassen, bis man einen glatten Brei hat. Auf einem Tisch je nach Bedarf für 6 oder 8 Wickel je 2 Papiertaschentücher (sie sollen sich überlappen) ausbreiten. Leinsamenbrei mit Hilfe des Spachtels auf die Papiertücher verteilen (in die Mitte geben). Brei je nach Gesichtsgröße zu Rechtecken von ca. 3–4 cm x 13–15 cm und 1 cm dick ausstreichen (Photo 5, Seite 22). Leinsamenmehlwickel einpacken (Photo 6, Seite 22).

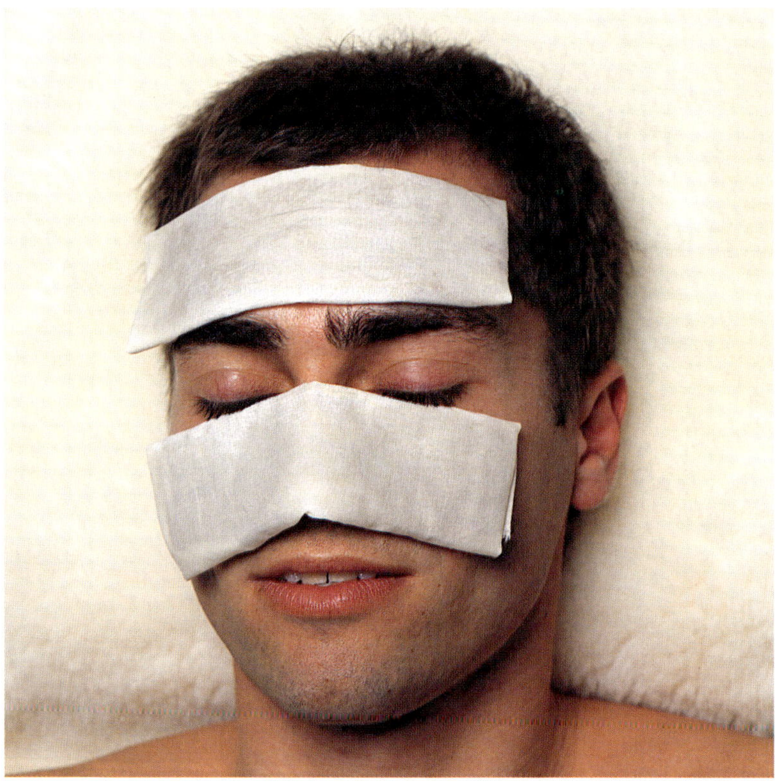

Stirn- und Kieferhöhlenwickel

ANWENDUNG 2 der Wickel in die beiden feinen Tücher einschlagen. Nachdem die Temperatur der Wickel (eventuell müssen sie zuerst wieder erwärmt werden) auf der Innenseite des Vorderarms geprüft worden ist (Photo 3, Seite 18), wird je 1 Wickel auf Stirn- und Kieferhöhlen gelegt. Mit den Wolltüchern bedecken, damit die Wärme möglichst lange erhalten bleibt. Sobald die Wickel lauwarm sind, was bereits nach einigen Minuten der Fall sein kann, müssen sie entfernt und durch neue ersetzt werden. Diese wiederum in die feinen Tücher einschlagen.

WICKEL ERWÄRMEN Abgekühlte Wickel können auf einem Heizkörper oder im umgekehrten Topfdeckel über kochendem Wasser (Kochtopf) erwärmt werden.

DAUER Wickel während 30 bis 60 Minuten immer wieder erneuern.

HÄUFIGKEIT In einer akuten Phase 2- bis 3mal täglich oder so oft wie notwendig.

Zwiebelwickel

Die Kombination wohltuender Wärme und heilender Kraft der Zwiebel desinfiziert, verdünnt den Schleim und erleichtert dessen Abfließen aus den Höhlen.

MATERIAL 4 bis 5 große Zwiebeln aus biologischem Anbau – Haushaltpapier oder Papiertaschentücher – 2 feine Baumwolltücher – 2 kleine Wolltücher – 1 Kochtopf mit Deckel.

VORBEREITUNG Zwiebeln hacken. Unter ständigem Rühren zum Erwärmen kurz trocken (ohne Öl) dünsten. Auf einem Tisch für 6 Wickel oder mehr Papiertaschentücher (2 Papiertaschentücher pro Wickel) ausbreiten. Zwiebeln auf die Papiertaschentücher verteilen (in die Mitte geben). Je nach Gesichtsgröße zu Rechtecken von ca. 3–4 cm x 13–15 cm ausstreichen (Photo 5, Seite 22). Zwiebelwickel einpacken (Photo 6, Seite 22).

ANWENDUNG 2 der Wickel in die beiden feinen Tücher einschlagen. Nachdem die Temperatur der Wickel auf der Innenseite des Vorderarms geprüft worden ist (Photo 3, Seite 18), wird je 1 Wickel auf Stirn- und Kieferhöhlen gelegt. Mit den Wolltüchern bedecken, damit die Wärme möglichst lange erhalten bleibt. Sobald die Wickel lauwarm sind, müssen sie entfernt und durch neue ersetzt werden. Diese wiederum in die feinen Tücher einschlagen.

WICKEL ERWÄRMEN Abgekühlte Wickel können auf einem Heizkörper oder im umgekehrten Topfdeckel über kochendem Wasser (Kochtopf) erwärmt werden.

DAUER Wickel während 30 bis 60 Minuten immer wieder erneuern.

HÄUFIGKEIT In einer akuten Phase 2- bis 3mal täglich oder so oft wie notwendig.

Weitere empfehlenswerte Wickel

Warmer Lehmwickel (Seite 49).
Heiße Lavendelöl-Kompresse (Seite 31).

Gesichtspflege

Zahlreiche Früchte und Gemüse werden für Schönheitsmasken verwendet, zur Reinigung der Haut, um Faltenbildung vorzubeugen, zum Zusammenziehen erweiterter Poren, um das Gewebe zu straffen usw.

Für Schönheitsmasken können außer der Gurke auch Pfirsiche, Erdbeeren, Kirschen oder Äpfel verwendet werden.

Gurkenwickel

MATERIAL 1 Gurke.

VORBEREITUNG Gurke in feine Scheiben schneiden.

ANWENDUNG Gurkenscheiben auf das ganze Gesicht legen.

DAUER 10 bis 20 Minuten.

HÄUFIGKEIT 1- bis 2mal wöchentlich.

Früchtewickel

MATERIAL Pfirsiche halbiert und entsteint, in feinen Spalten, oder rohes Pfirsichpüree – große Erdbeeren, in feinen Scheiben, oder rohes Erdbeerpüree – Kirschen entsteint und püriert – Äpfel halbiert, entkernt, in feinen Spalten, oder rohes Apfelpüree.
ANWENDUNG Wie Gurkenwickel.

Lehmwickel

MATERIAL Lehmpulver (Heilerde) – kaltes Wasser – 1 Holz- oder Glasschüssel – 1 Holzspachtel.
VORBEREITUNG Lehm in die Schüssel geben. So viel Wasser unter Rühren mit dem Holzspachtel beifügen, bis die Masse feucht, aber immer noch fest ist.
ANWENDUNG Lehm 3 bis 5 mm dick auf das Gesicht auftragen.
DAUER 20 bis 30 Minuten.
LEHM Zahlreiche im Handel erhältliche Schönheitsmasken enthalten Lehm, der für seine herausziehende und reinigende Wirkung bekannt ist.

Weitere empfehlenswerte Wickel

Kohlwickel (Seite 30).

MUND

Zahnschmerzen

Zahnschmerzen können von einem oder mehreren Zähnen, vom Kieferknochen oder vom Zahnfleisch ausgehen. Bei Karies im fortgeschrittenen Stadium kann sich die Zahnpulpa (Zahnmark) entzünden. Dies führt meist zu sehr starken Schmerzen, die sich häufig nachts verschlimmern. Breitet sich die Entzündung der Pulpa aus, kann es zur Wurzelhautentzündung kommen. Im schlimmsten Fall entwickelt sich daraus ein Zahnabszeß.

Wickel und Kompressen ersetzen bei Karies den Zahnarztbesuch nicht. Vielmehr soll für eine kurze Zeit versucht werden, die Entzündung zu hemmen und den Schmerz zu lindern.

Gewürznelken-Kompresse

MATERIAL bestes (biologisches) ätherisches Gewürznelkenöl (Eugenia caryophyllata) – Mandelöl oder Olivenöl – 1 gefaltetes Taschentuch – 1 Wolltuch.

VORBEREITUNG Ungefähr 5 Tropfen ätherisches Gewürznelkenöl mit 2 Kaffeelöffeln Mandelöl oder Olivenöl mischen. Mischung auf das gefaltete Taschentuch träufeln.

ANWENDUNG Kompresse auf die Wange in der Höhe der schmerzenden Stelle legen (also äußerlich). Die Kompresse mit Hilfe des Wolltuches fixieren. Die Wärme begünstigt das Eindringen der Wirkstoffe der Gewürznelke.

DAUER 10 bis 30 Minuten.

HÄUFIGKEIT Immer bei akuten Schmerzen.

GEWÜRZNELKE Die Gewürznelken sind bekannt für ihre stark schmerzstillende und antiseptische Wirkung bei Zahn- und Nervenschmerzen.

VARIANTE Anstelle der Gewürznelken bestes (biologisches) ätherisches Lavendelöl (Lavendula officinalis) oder Pfefferminzöl (Mentha piperita) nehmen.

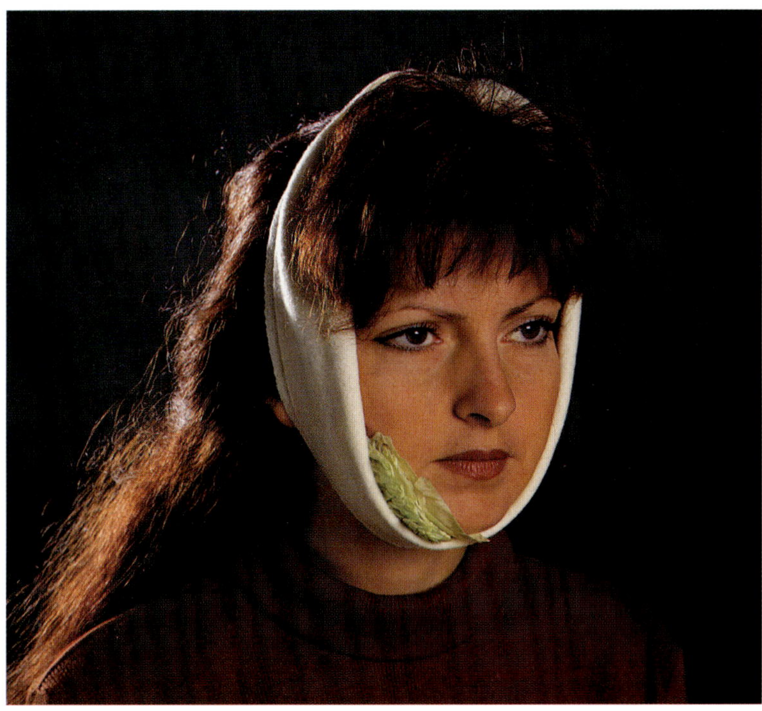

Kohlwickel bei Zahnschmerzen.

Kohlwickel

MATERIAL 1 grüner Kohl aus biologischem Anbau) – 1 Nudelholz/Wallholz oder 1 Glasflasche – 1 Kopftuch.

VORBEREITUNG Bei einigen schönen Kohlblättern die Mittelrippe herausschneiden, damit man eine glatte Oberfläche bekommt (Photo 7, Seite 23). Durch das Rollen der Blätter mit dem Nudelholz oder der Glasflasche wird erreicht, daß die Wirkstoffe bei der Anwendung besser austreten können und die Blätter flach auf der Haut liegen (Photo 8, Seite 23).

ANWENDUNG Die schmerzende Stelle auf der Wange mit 5 bis 6 Lagen Kohl bedecken. Der Wickel wird mit der Hand festgehalten oder mit einem Kopftuch fixiert (Photo Seite 35).

DAUER 1 bis 2 Stunden. Wird der Wickel sehr heiß, soll er durch frische Kohlblätter ersetzt werden.

HÄUFIGKEIT Immer bei akuten Schmerzen.

KOHL Im Gegensatz zu den ätherischen Ölen geht es beim Kohlwickel länger, bis die Schmerzen nachlassen. Seine Wirkung geht jedoch mehr in die Tiefe. Der Kohl befreit das Gewebe von Giftstoffen und Toxinen, die für die Entzündung mitverantwortlich sind.

Weitere empfehlenswerte Wickel

Kalter Lehmwickel (nebenan)

Zahnabszeß

Bei Zahnabszeß handelt es sich um eine mit Eiter gefüllte Tasche im Gewebe, das die Zahnwurzel umgibt. Der betroffene Zahn schmerzt oder pocht; das Beißen oder Kauen ist in der Regel sehr schmerzhaft. Das Zahnfleisch ist empfindlich, gerötet und geschwollen. Auch das Gesicht und der Hals können anschwellen. Das Ziel der Wickel ist, den Eiterabfluß zu unterstützen und den Schmerz zu lindern, bis der Zahnarzt aufgesucht werden kann.

Kalter Lehmwickel

MATERIAL Lehmpulver (Heilerde) – kaltes Wasser – 1 Holz- oder Glasschüssel – 1 Holzspachtel.

VORBEREITUNG 2 Tassen Lehm in die Schüssel geben. So viel Wasser unter Rühren mit dem Holzspachtel dazugeben, bis die Masse feucht, aber immer noch fest ist.

ANWENDUNG Lehm ca. 1 cm dick direkt auf die Haut auf der Höhe der schmerzhaften Stelle (äußerlich) auftragen.

DAUER Beim Trocknen zieht der Lehm die Toxine aus dem Gewebe. Den Wickel ungefähr alle 2 Stunden erneuern. Während der Behandlung wird die Lehmschicht nach und nach auf 2 cm bis 3 cm erhöht, um die reinigende Kraft des Lehms zu verstärken. Wenn der Wickel sehr heiß und unerträglich wird, rührt dies daher, daß er von Toxinen vollgesaugt ist. In diesem Falle muß er entfernt und durch einen neuen Wickel ersetzt werden. Gebrauchte Wickel müssen wegen der Toxine weggeworfen werden.

HÄUFIGKEIT Die Anwendungen bis zum Abklingen der Schmerzen fortführen.

Kohlwickel

VORBEREITUNG Siehe Kohlwickel/Zahnschmerzen (nebenan).

ANWENDUNG Siehe Lehmwickel/Zahnabszeß (oben).
ANMERKUNG Bei manchen Menschen ist Kohl wirksamer als Lehm.

Geschwollene Lippe

Zu einer geschwollenen Lippe kann es durch einen Schlag oder Insektenstich kommen. Der Einsatz der Zwiebel mit ihrer desinfizierenden und schmerzstillenden Wirkung ist besonders bei Insektenstichen angezeigt. Der Eiswickel wird erst an zweiter Stelle eingesetzt, um das weitere Anschwellen der Lippe zu stoppen. Bei einem Schlag auf die Lippe wird nur mit Eis behandelt.

Zwiebelwickel

MATERIAL 1 Zwiebel.
VORBEREITUNG Von der geschälten Zwiebel 1 Scheibe abschneiden.
ANWENDUNG Wenn vom Insektenstich ein Dorn zurückgeblieben ist, muß dieser zuerst entfernt werden. Zwiebelscheibe direkt auf die Einstichstelle drücken. Darauf achten, daß die Scheibe gut auf der Haut liegt.
DAUER 5 bis 20 Minuten.
HÄUFIGKEIT Eine Anwendung. Nachher mit dem Eiswickel (siehe nächsten Abschnitt) fortfahren.

Eiswickel

MATERIAL 1 oder 2 Eiswürfel – 1 kleiner Plastikbeutel – 1 kleines Baumwolltuch.
VORBEREITUNG Eiswürfel in den Plastikbeutel geben. Beutel in das Tuch einwickeln (2 Lagen), um die Haut vor zu großer Kälte zu schützen.
ANWENDUNG Beutel auf die schmerzende Stelle legen.
DAUER 5 bis 15 Minuten.
HÄUFIGKEIT Normalerweise genügt eine Anwendung.

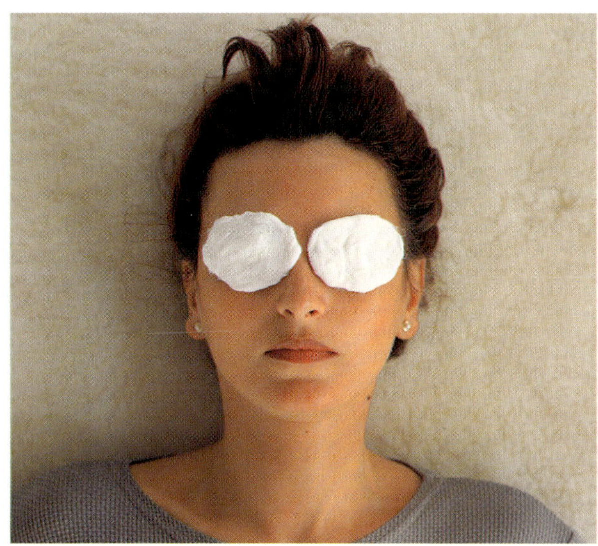

Heilpflanzen-Kompresse bei Augenleiden.

AUGEN

Entzündung, Reizung, Juckreiz

Ob es sich um eine Augenlidentzündung, eine Bindehautentzündung, ein Gerstenkorn oder eine Augenreizung, verursacht durch Rauch, Sonne usw., handelt, in der Augenheilkunde wird mit Vorliebe Augentrost eingesetzt. Augentrost verfügt über desinfizierende und enzündungshemmende Eigenschaften.

Augentrost-Kompresse

MATERIAL große Watterondellen (Kompressen) – 1 Eßlöffel Augentrost (Euphrasia officinalis).

VORBEREITUNG Augentrost mit kochendem Wasser (1 Tasse) übergießen. 10 Minuten ziehen lassen. Abseihen. Aufguß warm halten (eventuell Isolierkrug).

ANWENDUNG Kompresse im Aufguß tränken. Abtropfen lassen und leicht ausdrücken. Kompresse auf das Auge legen und leicht andrücken (Photo nebenan).

DAUER Pro Kompresse 5 bis 10 Minuten. 3- bis 4mal mit einer neuen Kompresse wiederholen.

HÄUFIGKEIT 1- bis 2mal täglich oder öfter.

Weitere empfehlenswerte Kompressen

«Augenfreunde» unter den Heilpflanzen sind auch Kornblume, Kamille und Ringelblume.

Blaues Auge

Nach einem Schlag oder einem Stoß in die Augengegend kommt es zu einem ungewöhnlich starken Blut- und Lymphenandrang in den Geweben. Chemische Veränderungen in der Blutzusammensetzung bewirken, daß sich das Auge zuerst rot, dann grün, dann gelb bis violett/schwarz verfärbt. Dieser Blutandrang ist normalerweise harmlos, obwohl der unästhetische, fast furchterregende Anblick auf Schlimmeres schließen läßt.

Eiswasserkompresse

MATERIAL 1 Schüssel kaltes Wasser – Eiswürfel – 1 mehrmals gefaltetes Baumwolltuch oder 1 Stofftaschentuch (Kompresse).

VORBEREITUNG Eiswürfel ins kalte Wasser geben. Kompresse eintauchen. Leicht abtropfen lassen.

ANWENDUNG Eiskalte Kompresse auf das Auge legen.

DAUER Kompresse entfernen, bevor sie sich zu stark erwärmt hat. Erneut in das Eiswasser tauchen und wieder auf das Auge legen.

HÄUFIGKEIT Kann beliebig wiederholt werden.

BEMERKUNG Eine Eiswasserkompresse zieht das Gewebe zusammen und regt die Blutzirkulation an. Dadurch wird verhindert, daß sich im betroffenen Gewebe zu viel Blut ansammelt. Je schneller die Kompresse aufgelegt wird, desto wirksamer.

OHREN

Ohrenschmerzen

Unter Ohrenschmerzen versteht man einen vom Ohr selbst ausgehenden oder von einem erkrankten Nachbarbezirk ausstrahlenden Schmerz. Ohrenschmerzen treten recht häufig auf, insbesondere im Kindesalter. Häufigste Ursache ist eine akute, vor allem bei Kleinkindern auftretende Mittelohrenentzündung. Ein weiterer häufiger Auslöser von Ohrenschmerzen ist eine oftmals infektiöse Gehörgangsentzündung. Begleitet werden die Schmerzen von einem mehr oder weniger starken Ausfluß von Flüssigkeit.

Akute Ohrenschmerzen können durch heiße Wickel beruhigt werden. Als besonders wirksam haben sich Zwiebelwickel erwiesen. Zwiebeln regen die Blutzirkulation und den Gewebeflüssigkeitsaustausch an diesem schwer zugänglichen Ort an.

Zwiebelwickel

MATERIAL 2 bis 3 Zwiebeln – 1 großes Stofftaschentuch – 1 feines Baumwolltuch – 1 Kopftuch.
VORBEREITUNG Zwiebeln hacken. Zum Erwärmen unter ständigem Rühren kurz trocken (ohne Öl) dünsten. Auf dem Stofftaschentuch verteilen. Der Wickel soll so groß sein, daß er die Ohroberfläche gut deckt. Zwiebelwickel einpacken (Photo 6, Seite 22).
ANWENDUNG Zwiebelwickel in das feine Tuch einschlagen. Nachdem die Temperatur des Wickels auf der Innenseite des Vorderarms geprüft worden ist (Photo 3, Seite 18), wird er vorsichtig auf das Ohr gelegt. Wenn die Wärme unerträglich ist, kann ein zweites Tuch zwischen Ohr und Wickel gelegt werden. Wickel mit dem Kopftuch fixieren (siehe unten).
DAUER So lange auf dem Ohr lassen, als der Wickel warm ist und als angenehm empfunden wird.
HÄUFIGKEIT Nach Belieben wiederholen.

Weitere empfehlenswerte Wickel

Kartoffelwickel (Seite 41).

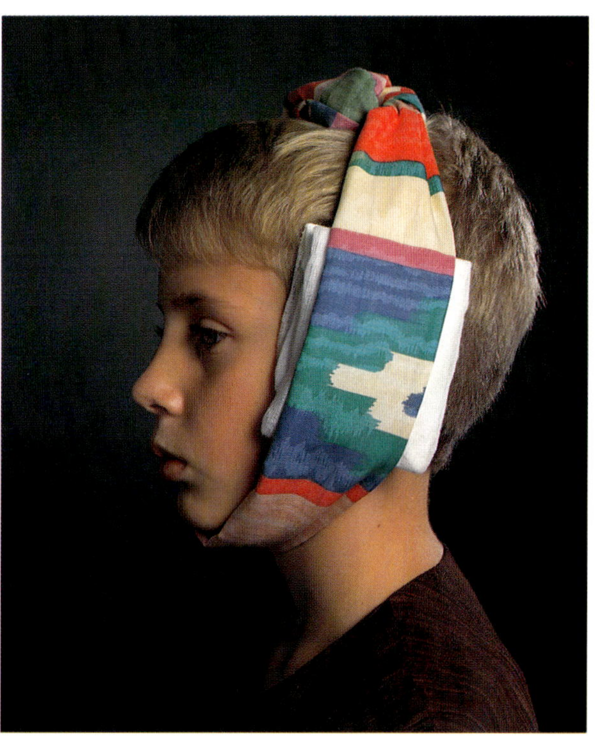

Zwiebelwickel bei Ohrenschmerzen.

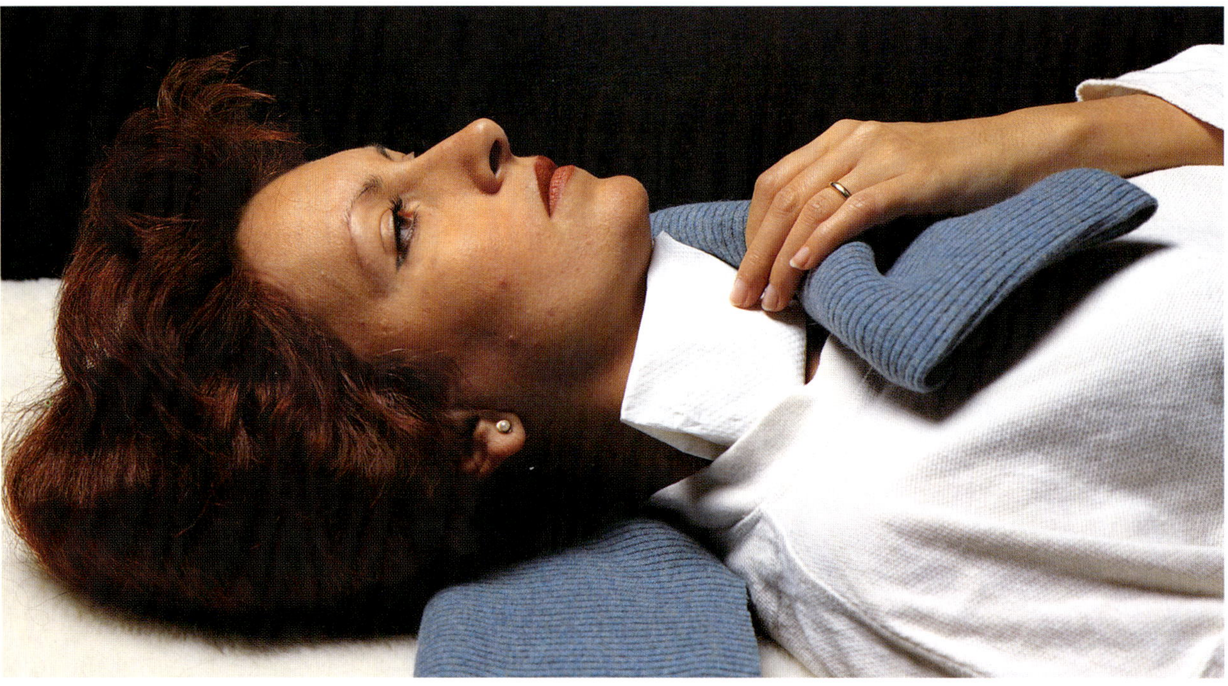

Wickel bei Halsschmerzen

HALS

Akute Halsschmerzen

An dieser Stelle werden Wickel für gewöhnliche Halsschmerzen (Rachenentzündung, Kehlkopfentzündung, Mandelentzündung) empfohlen. Auch sie sind schmerzhaft und unangenehm, jedoch harmlos. Die Angina wird bewußt ausgeklammert, da es bei falscher Behandlung zu schweren Komplikationen kommen kann.

Zitronenwickel

MATERIAL 1 große, unbehandelte Zitrone (aus biologischem Anbau) – 1 Nudelholz/Wallholz oder 1 Glasflasche – 1 feines Baumwolltuch oder 1 Stofftaschentuch – 1 Baumwoll-Schutztuch – 1 Wollschal.

VORBEREITUNG Zitrone in 4 mindestens 1 cm dicke Scheiben schneiden. Scheiben in einer Reihe in Längsrichtung auf die eine Hälfte des feinen Tuches legen (Photo 4, Seite 21). Tuch einschlagen. Durch leichtes Rollen mit dem Nudelholz oder der Flasche werden die Zitronenscheiben weich und der Saft leicht ausgedrückt.

ANWENDUNG Wickel auf den Hals legen, dabei sollen je 2 Scheiben auf jede Seite zu liegen kommen. Schutztuch um den Hals legen. Mit dem Schal umwickeln. Er fixiert den Wickel und speichert gleichzeitig die Wärme.

BEMERKUNG Die Zitronensäure kann bei Empfindlichen eine leichte Hautreizung mit Kribbeln auslösen. Wenn dieser Zustand unangenehm ist, muß der Zitronenwickel entfernt werden. In diesem Fall ist auf eine andere Wickelart auszuweichen.

DAUER 20 bis 60 Minuten.

HÄUFIGKEIT 1 bis 2 Wickel pro Tag.

ZITRONE Die Zitrone hat eine starke entzündungshemmende und somit auch abschwellende Wirkung.

Zwiebelwickel

MATERIAL 5 bis 6 große Zwiebeln aus biologischem Anbau – 1 feines Baumwolltuch oder 1 großes Stofftaschentuch – 1 Baumwoll-Schutztuch – 1 Wollschal.

VORBEREITUNG Zwiebeln hacken. Zum Erwärmen unter ständigem Rühren kurz trocken (ohne Öl) dünsten. Zwiebeln auf dem feinen Tuch so verteilen, daß der Wickel den ganzen Hals umspannt und vom Schlüsselbeinknochen bis zu den Ohren reicht. Tuch einschlagen, zuerst die Schmalseiten, dann die Längsseiten.

ANWENDUNG Nachdem die Temperatur des Wickels auf der Innenseite des Vorderarms geprüft worden ist (Photo 3, Seite 18), wird er um den Hals gelegt. Mit dem Schutztuch umwickeln. Das Ganze mit dem Schal fixieren, der gleichzeitig die Wärme speichert.

DAUER So lange auf dem Hals belassen, als der Wickel warm ist und als angenehm empfunden wird.

HÄUFIGKEIT 2mal täglich oder öfter.

Heiserkeit, Halsreizungen

Als Folge oder während einer Entzündung des Halses werden die Schleimhäute gereizt, was zu Heiserkeit oder Stimmverlust führen kann. Hier helfen heiße Wickel, welche die Blutzirkulation im Gewebe anregen, was zu einem rascheren Abklingen der Entzündung führt. Heilungsfördernd sind auch die in den Kartoffeln und Leinsamen enthaltenen lindernden Substanzen.

Kartoffelwickel

MATERIAL 4 bis 5 Kartoffeln aus biologischem Anbau – Haushaltpapier – Klebestreifen – 1 feines Baumwolltuch – 1 Nudelholz/Wallholz oder 1 Glasflasche – 1 Baumwoll-Schutztuch – 1 Wollschal.

VORBEREITUNG Kartoffeln in der Schale im Dampf weichkochen. Etwas auskühlen lassen. Ganze Kartoffeln auf einem großen Stück Haushaltpapier (es braucht mehrere Blätter) so verteilen, daß sie den ganzen vorderen Teil des Halses decken, d. h. der Wickel soll vom Schlüsselbein zum Kiefer und von einem Ohr zum andern reichen. Kartoffeln einpacken, indem man das restliche Papier auf allen Seiten einschlägt. Eventuell mit Klebestreifen befestigen. Wickel in das feine Tuch einschlagen. Kartoffeln mit dem Nudelholz oder der Glasflasche zerdrücken. Man bekommt dadurch eine mehr oder weniger zusammenhängende Masse.

ANWENDUNG Die Temperatur des Wickels prüfen, indem man ihn kurz auf die Innenseite des Vorderarms legt. Diese Stelle ist sehr wärmeempfindlich (Photo 3, Seite 18). Wickel auf den Hals legen. Mit dem Schutztuch umwickeln. Eventuell das Ganze mit dem Schal fixieren, der zusätzlich auch die Wärme speichert.

DAUER 60 Minuten oder solange der Wickel warm ist und als angenehm empfunden wird.

HÄUFIGKEIT 1- bis 2mal täglich.

Weitere empfehlenswerte Wickel

Leinsamenmehlwickel (Seite 32)

Lymphdrüsenschwellung am Hals

Die Lymphdrüsen (Lymphknoten) spielen bei der Infektionsabwehr eine wesentliche Rolle. Sie machen Bakterien und andere Fremdkörper unschädlich. Sie agieren als Schranke für Infektionserreger, filtern Bakterien heraus oder vernichten sie, ehe sie in den Blutstrom gelangen können. Zu einer Lymphdrüsenschwellung kommt es häufig am Hals, in der Regel als Folge einer Infektion.

In den meisten Fällen ist die Ursache von Drüsenschwellungen in der damit verbundenen lokalen Infektion zu suchen.

Geschwollene Halslymphdrüsen lassen in den allermeisten Fällen auf eine Infektion in der Hals- oder Ohrengegend oder im Bereich der Zähne schließen.

Die Lymphdrüsen können durch das Auflegen von Lehmwickeln in ihrer Funktion unterstützt werden. Lehmwickel helfen dem Körper, sich von den durch die Infektion angestauten Toxinen rascher zu befreien. Diese Maßnahme ist als Zusatzbehandlung zu sehen. Wichtig ist, daß die eigentliche Ursache (z.B. eine Zahninfektion) behandelt wird.

Kalter Lehmwickel

MATERIAL Lehmpulver (Heilerde) – kaltes Wasser – 1 Holz- oder Glasschüssel – 1 Holzspachtel – 1 Baumwoll-Schutztuch – 1 Wollschal.

VORBEREITUNG Lehm in die Schüssel geben. So viel Wasser unter Rühren mit dem Holzspachtel beifügen, bis die Masse feucht, aber immer noch fest ist.

ANWENDUNG Lehmmasse ungefähr 1 bis 2 cm dick auf die geschwollenen Lymphdrüsen auftragen (die harten Knoten unterhalb des Kieferknochens). Mit dem Schutztuch decken und dem Schal umwickeln. Der Lehm wird durch die Körpertemperatur erwärmt.

DAUER So lange, bis der Lehm trocken ist. Eventuell auch während der Nacht.

HÄUFIGKEIT 1- bis 2mal täglich.

NACKEN

Steifer Hals

Ein steifer Hals entsteht durch eine schmerzhafte, hemmende Entzündung des Doppelmuskels, der je links und rechts im Nacken und an den Seiten hinter dem Ohr verläuft. Die Muskeln halten den Kopf und sorgen für seine Beweglichkeit.

Bei einem steifen Hals schmerzt vor allem der Nacken. Durch Bewegungen wird der Schmerz noch verstärkt. Die Beweglichkeit ist eingeschränkt. Ursache eines steifen Nackens sind falsche oder brüske Bewegungen, eine ungewöhnliche Anstrengung (Sport, Gartenarbeit) oder eine Erkältung des Nackens. Zu einer Steife kommt es auch, wenn man in einer ungünstigen Stellung geschlafen hat. Die Wärme von Wickeln und Kompressen entspannt die Muskeln, lindert den Schmerz und fördert die Heilung.

Fangowickel (Vulkanerde)

MATERIAL Fangowickel (Drogerie/Apotheke) – 1 Kochtopf heißes Wasser – 1 Baumwoll-Schutztuch – 1 Wolltuch.

VORBEREITUNG Fangowickel zum Erwärmen 10 Minuten in sehr heißes Wasser legen. Der Wickel saugt sich dabei mit Wasser voll und wird weich und geschmeidig. Fangowickel herausnehmen und überflüssiges Wasser durch Glattstreichen (mit Handschuhen) entfernen.

ANWENDUNG Nachdem die Temperatur des Wickels auf der Innenseite des Vorderarms geprüft worden ist (Photo 3, Seite 18), wird er auf Nacken und seitliche Halspartien gelegt (Photo nebenan). Mit dem Schutztuch decken. Wolltuch darüberlegen, damit die Wärme möglichst lange erhalten bleibt.

DAUER Solange der Wickel warm ist und als angenehm empfunden wird.

HÄUFIGKEIT Nach Belieben. Den Fangowickel kann man mehrere Male verwenden. Immer wieder in sehr heißem Wasser erwärmen.

Heiße Kompresse

MATERIAL 1 Baumwolltuch, 3- bis 4mal gefaltet, groß genug, um den Nacken zu decken (Kompresse) – 1 Küchentuch – 1 kleines Frottiertuch (Handtuch) – 1 Schüssel heißes Wasser – 1 Wärmeflasche.

VORBEREITUNG Kompresse in das heiße Wasser tauchen, herausnehmen und abtropfen lassen. Kompresse in das Küchentuch einschlagen und durch entgegengesetzte Drehungen an beiden Enden kräftig auswringen (Photo 1 und 2, Seite 18). Die ausgewrungene Kompresse in das Frottiertuch wickeln. Auf den Körper soll nur eine Lage Frottiertuch zu liegen kommen.

ANWENDUNG Nachdem die Temperatur der Kompresse auf der Innenseite des Vorderarms geprüft worden ist (Photo 3, Seite 18), wird sie auf den Nacken gelegt. Die Seite mit einer Frottiertuchlage kommt auf die Haut zu liegen. Kompresse mit der heißen Wärmeflasche decken. Die feuchte Wärme dampft dosiert durch das Frottiertuch und entspannt die schmerzenden Muskeln.

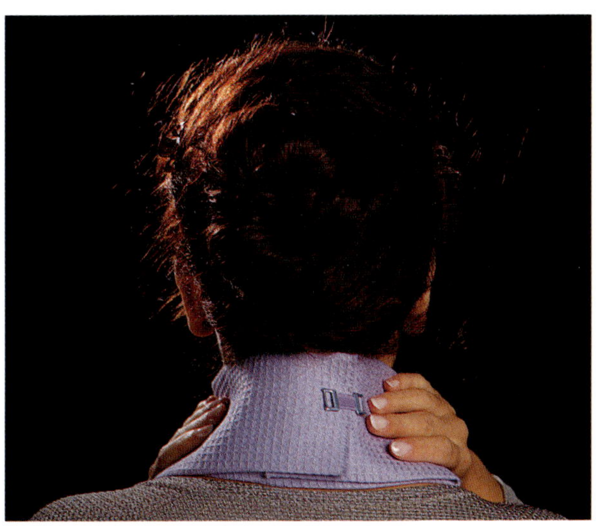

Nackenwickel

DAUER Solange die Kompresse warm ist und als angenehm empfunden wird.
HÄUFIGKEIT Die Anwendung kann je nach Bedarf wiederholt werden.

Gelenkbedingte Nackenschmerzen (Arthritis und Arthrose)

Arthritis ist eine Erkrankung, die zum rheumatischen Formenkreis gehört. Die Gelenke entzünden sich. Die Ursache dafür ist das Vorhandensein von Schlacken und Toxinen, welche das Gewebe behindern, reizen und entzünden. Betroffen ist in erster Linie die Gelenkhaut, später auch Teile der Gelenkkapsel. Die Gelenkkapsel verdickt sich, in den Gelenkkammern bildet sich ein Erguß. Die Beweglichkeit des Gelenkes wird eingeschränkt.

Die Arthrose ist eine Degeneration des Gelenkknorpels, der die Enden der Knochen überzieht und der Gelenkfläche ihre Festigkeit gibt. Verursacht wird die Degeneration durch Einlagerung und die Reizung von Toxinen, Entmineralisierung des Gelenks infolge Übersäuerung, allgemeinen Mineralstoffmangels usw.. Beim krankhaften Abbauprozeß verliert der Gelenkknorpel an Elastizität, wird spröde und reißt an den Enden ein. Die schützende Knorpelschicht wird verletzt. Es kommt zu unregelmäßigen Wucherungen.

Warme Wickel (nebst anderen Maßnahmen) haben zum Ziel, Schmerzen zu lindern, Muskeln zu entspannen, die Durchblutung zu fördern und die Ausscheidung von Abfallstoffen zu beschleunigen. Gelenke und Gewebe regenerieren langsam. Es braucht eine ziemlich lange Wärmeeinwirkung und lange Kurzeit, bis eine spürbare Besserung eintritt.

Heiße Kompresse

MATERIAL 1 Baumwolltuch, 3- bis 4mal gefaltet, groß genug, um Nacken und obere Schultern zu decken (Kompresse) – 1 Schüssel sehr heißes Wasser – 1 Küchentuch – 1 Baumwoll-Schutztuch – 1 Wärmeflasche – 1 Wolltuch.
VORBEREITUNG Kompresse in das heiße Wasser tauchen, herausnehmen und abtropfen lassen. Kompresse in das Küchentuch einschlagen und durch entgegengesetzte Drehungen an beiden Enden kräftig auswringen (Photo 1 und 2, Seite 18).
ANWENDUNG Nachdem die Temperatur der Kompresse auf der Innenseite des Vorderarms geprüft worden ist (Photo 3, Seite 18), wird sie auf Nacken und Schultern gelegt. Zuerst das Schutztuch, dann die Wärmeflasche auf die Kompresse legen. Mit dem Wolltuch den Nacken warm halten.
DAUER 30 bis 60 Minuten.
HÄUFIGKEIT Während mehrerer Wochen 1mal täglich, bis eine spürbare Besserung eintritt.
WICHTIG Bei akuter Entzündung (Arthritis) sprechen viele Menschen auf Kälte besser an als auf Wärme. Man wird sehr rasch merken, ob Wärme die Schmerzen lindert oder gar noch verstärkt. Kalte Wickel: Siehe Entzündung des Kniegelenks (Seite 78).

Weitere empfehlenswerte Wickel

Fangowickel (Seite 43).
Kartoffelwickel (Seite 41).
BEMERKUNG Bei beiden Wickeln sorgt eine Wärmeflasche für lang anhaltende, gleichmäßige Wärme.

BRUST

Akute Bronchitis

Die Bronchitis ist eine Entzündung der Bronchien und Bronchiolen, den Kanälen, dank derer die Luft in die Lungen dringen kann, und die immer enger werden, je tiefer sie liegen. Ursache dafür können eine Ansammlung von Toxinen oder Schlackenstoffen sein, was zu einer Hypersekretion von Schleim führt und von einer Infektion begleitet sein kann. Die große Menge Schleim verstopft die Atemwege und erschwert die Atmung, ein Hindernis, dem der Organismus entgegentritt, indem er versucht, sich von diesen Abfallstoffen durch Husten zu befreien. Bei Husten muß es sich jedoch nicht immer um eine Bronchitis handeln. Er tritt auch bei Halsschmerzen, starkem Schnupfen usw. auf.

Wickel und Kompressen sind ein gutes Mittel, die verstopften Atemwege von Abfallstoffen zu befreien und die entzündeten Schleimhäute der Bronchien zu beruhigen. Da die Lungen auf Kälte sehr empfindlich reagieren, ist in einer akuten Phase von feuchten und kalten Wickeln (Lehmwickel) abzuraten. Die nachfolgend beschriebenen Anwendungen sind folglich warm und trokken. Auch hier muß beim Anlegen und Abnehmen des Wickels unbedingt darauf geachtet werden, daß sich der Patient nicht unterkühlt und zusätzlich erkältet.

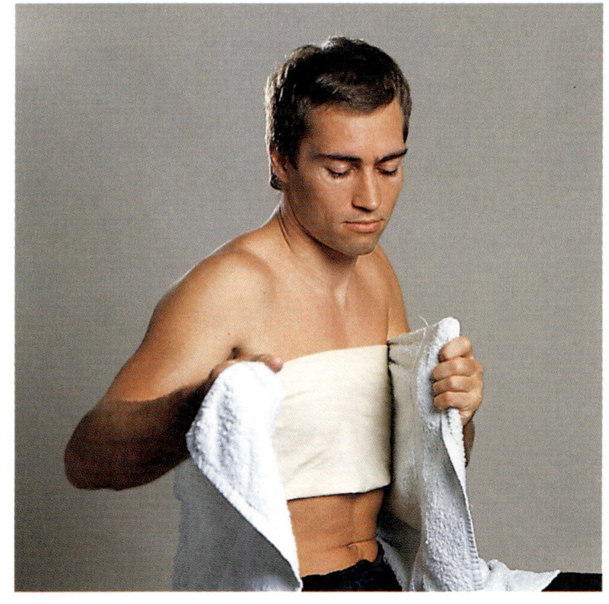

Brustwickel

Bienenwachskompresse

MATERIAL 1 Bienenwachskompresse (gekauft oder selbstgemacht) – 1 feines Baumwoll-Schutztuch – 1 Wolltuch – 2 Wärmeflaschen – 1 große Wolldecke.

VORBEREITUNG Gekaufte Kompresse zum Erwärmen in der Schutzfolie belassen. Selbstgemachte Kompresse in eine Alufolie wickeln, um zu verhindern, daß das Bienenwachs während des Aufwärmens ausläuft. Auf die Wärmeflasche wird das gefaltete Schutztuch gelegt, die Bienenwachskompresse auf das Wolltuch. Mit der zweiten Wärmeflasche zudecken. 10 Minuten erwärmen.

ANWENDUNG Schutzhülle/Alufolie der Kompresse entfernen. Kompresse direkt auf die Brust legen. Schutztuch, Wolltuch und je nach Größe des Brustkorbes ein oder zwei Wärmeflaschen darauflegen. Mit der großen Wolldecke zudecken. Die Wärmeflaschen sorgen dafür, daß das Wachs geschmeidig und in gutem Kontakt mit der Haut bleibt. Nur so kann die Kompresse ihre volle Wirkung entfalten. Durch die Wärme werden die im Wachs enthaltenen ätherischen Öle frei, die den Heilungsprozeß unterstützen.

DAUER Solange der Wickel als angenehm empfunden wird, d. h. während mehrerer Stunden oder während der ganzen Nacht.

HÄUFIGKEIT Anwendung nach Belieben und Bedarf wiederholen.

VARIANTE Gleichzeitig eine Bienenwachskompresse auf den Rücken legen.

BIENENWACHS Das Bienenwachs wärmt gut. Es beeinflußt Entzündungen positiv und verflüssigt den auszuscheidenden Schleim. Bienenwachs lindert den Husten. Sein angenehmer Geruch beruhigt und entspannt.

SELBSTGEMACHTE KOMPRESSEN 1 Baumwolltuch 2- bis 3mal in flüssiges Bienenwachs tauchen. Nach jedem Eintauchen erkalten lassen.

Heiße Eukalyptusöl-Kompresse

MATERIAL Bestes ätherisches (biologisches) Eukalyptusöl (Eucalyptus globulus) – Mandelöl oder Olivenöl – 1 feines Baumwoll-Schutztuch – 1 Wolltuch – 1 Wärmeflasche – 1 Wolldecke.

VORBEREITUNG 10 bis 15 Tropfen ätherisches Öl mit 1 Eßlöffel Mandel- oder Olivenöl mischen.

ANWENDUNG Um ein Abkühlen des Körpers zu vermeiden, wird die Brust rasch mit dem angereicherten Öl eingerieben. Schutztuch und Wolldecke darauflegen. Wärmeflasche auf das Wolltuch legen. Mit der Wolldecke abschließen. Die Kompresse sorgt einesteils für eine wohltuende Wärmezufuhr, andernteils unterstützt sie die Wirkung des ätherischen Öls, dessen Inhaltsstoffe über die Haut in die Lungen gelangen.

DAUER 1 bis 2 Stunden.

HÄUFIGKEIT Nach Belieben.

VARIANTE Gleichzeitig eine Kompresse auf den Rücken legen.

ÄTHERISCHES ÖL Das Eukalyptusöl löst festsitzenden Schleim und gehört zu den Ölen mit der stärksten keimtötenden Wirkung. Aufgrund dieser Eigenschaften hat sich Eukalyptus zur Behandlung von Bronchitis, Katarrh und anderen Infektionen der Atemwege allgemein durchgesetzt.

Empfehlenswerte Wickel

Zwiebelwickel (Seite 33).

Chronische Bronchitis, Katarrh der Atemwege

Chronische Bronchitis ist die Folge einer Schwächung der Lungen und des ständigen Vorhandenseins von Schleim in den Bronchien (siehe auch akute Bronchitis, Seite 45).

Diesem Schwächezustand der Lungen und dem erschwerten Blutfluß kann mit langer, tiefwirkender Erwärmung entgegengewirkt werden. Durch die Erweiterung der Kapillaren, der feinen Blutgefäße, die bis in die Tiefe der Gewebe verlaufen, kann die Blutzirkulation stark angeregt werden. Die Sauerstoffzufuhr und die Ernährung des Gewebes werden verbessert, ebenso kommt es zu einem besseren Verbrennen und einem rascheren Abtransport der belastenden Toxine in den Atemwegen. Dies führt nach und nach zu einer Reinigung und Stärkung der Atemwege. Ihre Widerstandskraft bei Kälte und Infektionen nimmt zu.

Je nach gesundheitlicher Verfassung und körperlicher Konstitution kommen für die Erwärmung mit Tiefenwirkung heiße oder kalte Wickel in Frage. Beim heißen Wickel wird die Wärme dem Organismus zugeführt (passive Wärme), beim kalten produziert der Körper die Wärme selbst als Reaktion auf die Kälte (aktive Wärme). Kälteempfindliche, ältere und weniger vitale Menschen sollten warme Wickel anwenden, aktive eher kalte Wickel.

Kartoffelwickel

MATERIAL 1 bis 2 kg Kartoffeln aus biologischem Anbau – Haushaltpapier – 2 Baumwoll-Schutztücher – Klebestreifen – 1 Nudelholz/Wallholz oder 1 Glasflasche – 1 Wolldecke.

VORBEREITUNG Kartoffeln in der Schale im Dampf garen. Leicht auskühlen lassen. Das erste Schutztuch so ausbreiten, daß es doppelt so groß ist wie die Fläche des Oberkörpers. Mit Haushaltpapier belegen. Etwas weniger als die Hälfte des Tuches in Längsrichtung (Höhe) mit den Kartoffeln belegen. Ränder einschlagen. Zweite Tuchhälfte darüberlegen. Eventuell mit Klebestreifen fixieren. Kartoffeln mit dem Nudelholz oder der Glasflasche zerdrükken. Man bekommt dadurch eine mehr oder weniger zusammenhängende Kartoffelmasse. Nun wird der Wickel für einen besseren Halt mit dem zweiten Schutztuch umwickelt (je größer der Wickel, desto schwieriger die Anwendung.

ANWENDUNG Die Temperatur des Wickels auf der Innenseite des Vorderarms prüfen. Diese Stelle ist sehr wärmeempfindlich (Photo 3, Seite 18). Wikkel auf die Brust legen (Seite 49). Darauf achten, daß der Wickel keine Falten wirft. Mit der Wolldecke zudecken.

DAUER Solange der Wickel warm ist.

HÄUFIGKEIT Alle 1 bis 2 Tage, bis eine Besserung eintritt.

Weitere empfehlenswerte Wickel

Zwiebelwickel (Seite 33).

Kalter Wickel

MATERIAL 1 Duschtuch, groß genug, um es anderthalbmal um den Oberkörper zu wickeln (Seite 45) – 1 zweites Duschtuch von gleicher Größe – 1 Leintuch – 1 Eimer Wasser (20 Grad) – 2 Wärmeflaschen – 1 Wolldecke – Sicherheitsnadeln.

VORBEREITUNG Das Leintuch einmal falten und als Schutztuch auf dem Bett ausbreiten. Ein Duschtuch ins Wasser tauchen. Abtropfen lassen. Leicht auswringen. Je kälter das Wasser und je mehr Wasser der Wickel enthält, desto stärker wird die Reaktion des Körpers und somit die Wärmeproduktion sein. Wassertemperatur und Wassermenge sind dem Gesundheitszustand anzupassen. Trockenreibungen mit der Hand oder Gymnastikübungen sind eine gute Vorbereitung auf den kalten Wickel. Sie regen die Blutzirkulation an, wodurch der Kälteschock kürzer und weniger intensiv ausfällt.

ANWENDUNG Oberkörper zuerst mit dem nassen, dann mit dem trockenen Duschtuch einwikkeln. Damit der Wickel richtig sitzt und gut auf der Haut liegt, werden die Tücher mit Sicherheitsnadeln fixiert. Der Patient legt sich nun ins Bett. Eine Wärmeflasche links und eine rechts des Oberkörpers und die Wolldecke spenden von außen Wärme. Der kalte Wickel wird nach und nach warm, dann heiß, bis der Patient zu schwitzen beginnt. Wird der Wikkel innerhalb von 15 Minuten nicht warm oder beginnt der Patient zu frieren, muß der Wickel rasch entfernt und der Behandelte erwärmt werden.

DAUER 1 bis 2 Stunden.

HÄUFIGKEIT Alle 2 bis 3 Tage, je nach gesundheitlichem Zustand.

Asthma

Die typischen Asthmasymptome (Atemnot und pfeifender Atem) werden durch die Verengung der Bronchiolen (kleine Verzweigungen der Luftwege in der Lunge) und den durch Schlacken verstopften Alveolen verursacht. Asthma kann viele Ursachen haben (Verschlackung, chronische Bronchitis, Allergie auf Pollen, Staub). Eine Entzündung der Bronchiolenwände fördert die Bildung von Schleim, wodurch die Atemwege zusätzlich verengt werden. Beim Versuch des Körpers, die Atemwege selbst zu reinigen, entwickelt sich oft ein Husten.

Bei Asthma, das von einer starken Verschleimung der Bronchien begleitet wird (Asthma bronchiale) und nicht allergisch bedingt ist, können Senfwickel eine gewisse Erleichterung bringen und manchmal auch eine Krise unterbrechen. Der Senf enthält reizende Substanzen, welche die Haut leicht angreifen und sie so zum Reagieren zwingen. Die Haut wird rot und heiß, weil viel Blut aus der Tiefe des Gewebes an die Oberfläche dringt. Die Lungen werden von Toxinen befreit, was die Atmung erleichert.

Senfmehlkompresse (aus dem Handel)

MATERIAL Senfmehlkompresse(n) (Apotheke/Drogerie) – 1 Baumwoll-Schutztuch – sehr heißes Wasser – Vaselin.

VORBEREITUNG Kompresse in das heiße Wasser tauchen. Nabel und Brustwarzen mit Vaseline einstreichen (auch die Männer).

ANWENDUNG Warme Kompresse auf die Brust legen. Mit dem Schutztuch decken. Es ist normal, wenn man ein leichtes Kribbeln und ein Gefühl des Brennens empfindet. Zu Beginn alle 2 Minuten kontrollieren, ob das Brennen tatsächlich nur ein Gefühl ist oder ob es sich um eine Verbrennung handelt. Bei extrem starker Rötung und bei Blasen muß die Kompresse sofort entfernt werden. Körper abwaschen, um ihn von den Senfmehlresten zu befreien.

DAUER 2 bis 10 Minuten. Wichtig ist nicht die Dauer, sondern die Reaktion auf Lungenebene. Dies kann schon nach ganz kurzer Zeit der Fall sein.

HÄUFIGKEIT Sporadisch zum Entlasten.

BEMERKUNG Die Senfmehlkompresse hat auf dem Rücken die gleiche Wirkung wie auf der Brust. Je 1 Kompresse links und rechts der Wirbelsäule unterhalb der Schulterblätter auflegen.

SENFMEHL Die aggressive Wirkung des Senfmehls ist notwendig für ein rasches Ableiten der Toxine und eine augenblickliche Entlastung der Atemwege. Bei Hautempfindlichen ist jedoch Vorsicht am Platz. Wenn das allgemeine Befinden gut ist, darf man davon ausgehen, daß die Senfkompresse richtig gewählt ist.

Senfmehlkompresse (selbst hergestellt)

MATERIAL Senfmehl – 1 feines Baumwolltuch, ca. 3mal so gross wie die Vorderseite des Oberkörpers – 1 große flache Schüssel – heißes Wasser (ca. 50 Grad) – 1 Baumwoll-Schutztuch – Vaselin.

VORBEREITUNG Nabel und Brustwarzen mit Vaselin einstreichen (auch die Männer). Das feine Baumwolltuch flach ausbreiten. Mittleres Drittel 2 mm dick mit Senfmehl einpudern. Allseitig einschlagen, so daß der Wickel der Größe des Oberkörpers entspricht. Sorgfältig falten und in die Schüssel legen. Mit dem heißen Wasser übergießen. Mit der Handfläche leicht ausdrücken.

ANWENDUNG Nachdem die Temperatur des Wickels mit der Innenseite des Vorderarms geprüft worden ist (Photo 3, Seite 18), wird er auf den Oberkörper gelegt. Darauf achten, daß die Seite mit einer Stofflage auf die Haut zu liegen kommt. Schutztuch darauflegen. Die Haut alle 2 Minuten kontrollieren (siehe Senfmehlkompresse aus dem Handel, nebenan, unter Anwendung).

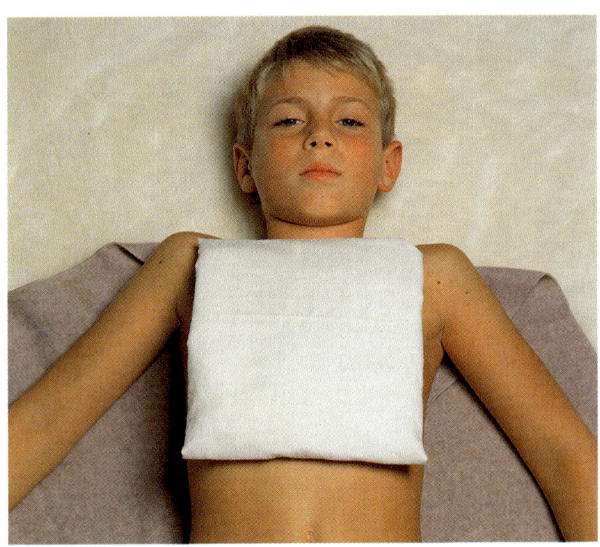

Brustkompresse

DAUER 3 bis 15 Minuten, bei vorsichtiger Anwendung.

HÄUFIGKEIT Sporadisch zum Entlasten.

SENFMEHL Die aggressive Reaktion des Senfmehls ist für ein rasches Ableiten der Toxine und eine augenblickliche Entlastung der Atemwege notwendig. Bei Hautempfindlichen ist jedoch Vorsicht am Platz. Es gilt herauszufinden, in welcher Konzentration (mehr oder weniger Senfmehl nehmen) die Anwendung für die Haut erträglich ist. Wenn das allgemeine Befinden gut ist, darf man davon ausgehen, daß Dosierung und Wickelart richtig sind.

Weitere empfehlenswerte Wickel

Warmer Rumpfwickel (Seite 95)

Rippen- und Schlüsselbeinbruch

Die Heilung und Vernarbung von Knochenbrüchen kann durch Wickel gefördert werden, da diese Blutzirkulation und Zellaustausch im Knochengewebe beschleunigen.

Warmer Lehmwickel

MATERIAL Lehmpulver (Heilerde) – kaltes Wasser – 1 Holz- oder Glasschüssel – 1 Holzspachtel – 1 feines Baumwolltuch – 1 Baumwoll-Schutztuch – 1 Wolltuch – 1 Kochtopf (mit Deckel) kochendes Wasser.

VORBEREITUNG Lehm in die Schüssel geben. So viel kaltes Wasser unter Rühren mit dem Holzspachtel beifügen, bis die Masse feucht, aber immer noch fest ist. Auf dem feinen Baumwolltuch den Lehm ca. 1 cm dick ausstreichen. Der Lehm soll die zu belegende Körperstelle gut decken. Tuch allseitig einschlagen. Wickel auf einem Heizkörper oder im umgekehrten Deckel über dem kochenden Wasser erwärmen.

ANWENDUNG Nachdem die Temperatur des Wickels mit der Innenseite des Vorderarms geprüft worden ist (Photo 3, Seite 18) wird er auf die zu behandelnde Stelle gelegt. Schutztuch und Wolltuch darauflegen.

DAUER Ungefähr 1 Stunde, bis der Lehm trocken ist. Die Anwendung soll lange genug dauern, da der Wickel nicht nur die Zirkulation anregt, sondern auch heilungsfördernde Mineralstoffe (enthalten im Lehm) an den Körper abgibt.

HÄUFIGKEIT 1- bis 2mal täglich, bis man schmerzfrei ist.

Brustzyste

Eine Brustzyste ist eine gutartige Geschwulst. Sie zeigt sich in Form einer kleinen Tasche, die normalerweise mit Flüssigkeit und Toxinen gefüllt ist. Durch das Auflegen von Lehm- oder Kohlwickeln während mehrerer Monate bildet sich normalerweise die Zyste zurück oder verschwindet ganz.

Wichtig: Jede Verhärtung in der Brust zuerst durch den Arzt untersuchen lassen.

Kalter Lehmwickel

MATERIAL Lehmpulver (Heilerde) – kaltes Wasser – 1 Holz- oder Glasschüssel – 1 Holzspachtel – 1 Baumwoll-Schutztuch.

VORBEREITUNG Lehm in die Schüssel geben. So viel Wasser unter Rühren mit dem Holzspachtel beifügen, bis die Masse feucht, aber immer noch fest ist.

ANWENDUNG, DAUER UND HÄUFIGKEIT Der von der Zyste betroffene Hautbezirk mit Lehm abdekken. Schutztuch darauflegen. 1. Woche: 1 Wickel täglich, 5 mm dick, während 1 bis 2 Stunden. 2. Woche: 2 Wickel täglich, 10 mm dick, während 2 Stunden. 3. und folgende Wochen: 2 Wickel täglich, 20 mm dick, jeweils während 2 bis 3 Stunden.

Kohlwickel

MATERIAL Grüner Kohl aus biologischem Anbau – 1 Nudelholz/Wallholz oder 1 Glasflasche – 1 Baumwoll-Schutztuch.

VORBEREITUNG Bei einigen schönen Kohlblättern die Mittelrippe herausschneiden, damit man eine glatte Oberfläche erhält (Photo 7, Seite 23). Durch kräftiges Rollen der Blätter mit dem Nudelholz oder mit der Glasflasche wird erreicht, daß die Wirkstoffe beim Auflegen besser austreten können und die Blätter flach auf der Haut liegen (Photo 8, Seite 23).

ANWENDUNG Kohl auf die betroffene Hautpartie legen. Mit dem Schutztuch befestigen. 1. Woche: 1 Schicht Kohl genügt. 2. und folgende Wochen: Langsam auf 3 bis 4 Kohlblätter pro Wickel erhöhen.

DAUER 1 bis 2 Stunden.

HÄUFIGKEIT 1. Woche: 1mal täglich. 2. und folgende Wochen 2mal täglich. Anwendung während einiger Wochen wiederholen.

Ungenügende Milchbildung

Heilpflanzen wie Fenchel-, Anis- oder Kümmelsamen sowie die Blätter des Eisenkrautes wurden in der Volksheilkunde schon immer für eine bessere Milchbildung eingesetzt.

Fenchelkompresse

MATERIAL 1 Eßlöffel Fenchelsamen (Anethum foeniculum) – 2 Baumwolltücher, gefaltet, groß genug, um eine Brust zu decken (Kompressen) – 1 Baumwoll-Schutztuch – 1 Wolldecke.

VORBEREITUNG Fenchelsamen mit 1/2 Liter kochendem Wasser übergießen. 10 Minuten ziehen lassen. Abseihen.

ANWENDUNG Kompressen im Aufguß tränken. Abtropfen lassen und leicht ausdrücken. Nachdem die Temperatur der Kompresse auf der Innenseite des Vorderarms geprüft worden ist (Photo 3, Seite 18), wird auf jede Brust 1 Kompresse gelegt. Schutztuch und Wolldecke auf die Brust legen.

DAUER Solange die Kompressen als angenehm und warm empfunden werden (15 bis 30 Minuten).

HÄUFIGKEIT 2mal täglich.

Weitere empfehlenswerte Kompressen

Gleiches Vorgehen mit Anissamen (Pimpinella anisum) und Kümmelsamen (Carum Carvi).

Milchbildung stoppen

Heilpflanzen wie Salbei (Salva officinalis), Pfefferminze (Mentha piperita), Petersilie und Kerbel werden empfohlen, um die Milchproduktion zu stoppen.

Kompressen

ZUBEREITUNG UND ANWENDUNG Siehe «Ungenügende Milchbildung» (Seite 50).

Brustdrüsenentzündung

Die weibliche Brust besteht aus 15 bis 20 Milchdrüsenläppchen, die in Fettgewebe eingebettet sind. Zu einer Entzündung des Brustgewebes kommt es am häufigsten durch eine bakterielle Infektion, manchmal auch durch hormonelle Veränderungen. In der Regel entsteht eine Brustdrüsenentzündung beim Stillen, wenn Bakterien durch die Brustwarzen in die Brust eindringen, besonders wenn die Brustwarzen rissig sind. Bei einer Entzündung schmerzt die Brust, es kommt zu Schwellungen einer oder beider Brüste. Eine Milchstauung ist nicht ausgeschlossen. Das Stillen ist dadurch erschwert. Quarkwickel mit ihrer milden Wirkung eignen sich besonders gut bei einer Brustentzündung. Sie beeinflussen die Entzündung positiv, bringen Schwellungen zum Abklingen und lindern die Schmerzen.

Quarkwickel

MATERIAL Biologischer Vollmilchquark, der mindestens 1 Stunde vor Anwendung aus dem Kühlschrank genommen werden muß – 1 Spachtel – sterile Kompressen (Apotheke/Drogerie) – 1 Baumwoll-Schutztuch – 1 Wolltuch.

VORBEREITUNG Quark ca. 5 mm dick auf die Kompresse auftragen. Die Fläche soll etwas größer sein als die zu behandelnde Stelle. Einen genügend großen Wickel formen. Gut schließen.

ANWENDUNG Wickel auf die entzündete Stelle legen. Darauf achten, daß er gut auf der Haut liegt. Mit dem Schutztuch und dem Wolltuch decken.

DAUER 20 Minuten.

HÄUFIGKEIT 1- bis 2mal täglich oder wenn nötig nach jedem Stillen.

Rissige Brustwarzen

Möhren/Karotten haben bei rissigen Warzen eine mildernde und heilende Wirkung. Besonders hervorzuheben ist ihr hoher Gehalt an Vitamin A, das sie zum Freund der Haut macht.

Karottenwickel

MATERIAL Möhren/Karotten aus biologischem Anbau – 1 sehr feine Gemüsereibe (z. B. Bircherraffel) – sterile Kompressen (Apotheke/Drogerie) – 1 Baumwoll-Schutztuch – 1 Wolltuch.

VORBEREITUNG Möhren/Karotten waschen und sehr fein reiben. Auf die sterilen Kompressen legen. Einen genügend großen Wickel formen. Gut schließen.

ANWENDUNG Wickel auf die Brustwarzen legen. Darauf achten, daß sie gut auf der Haut liegen. Mit dem Schutztuch und der Wolldecke decken.

DAUER 30 Minuten.

HÄUFIGKEIT Nach Belieben.

UNTERLEIB

Magenschwäche

Menschen mit schwachem Magen haben einesteils wenig Appetit, anderenteils Verdauungsprobleme. Bei ihnen liegt die Nahrung wie ein Klumpen im Magen. Sie fühlen sich nach jeder Mahlzeit unwohl. Auslöser der Beschwerden sind die sehr langsamen Verdauungsvorgänge. Der Magen ist bei Druck schmerzempfindlich.

Obwohl der Magen größtenteils unter dem Brustkorb liegt und nur ein kleiner Teil unterhalb der Rippen zum Vorschein kommt, vermögen ihn Kompressen dennoch zu kräftigen und die Bildung der Magensäfte anzuregen. Bei der heißen Kompresse wird die Wärme dem Organismus zugeführt (passive Wärme), bei der kalten Kompresse produziert der Körper die Wärme selbst als Reaktion auf die Kälte (aktive Wärme). Bei der Kälteeinwirkung wird eine große Menge Blut in die Magengegend geleitet, was den Magen stärkt und anregt. Kälteempfindliche, ältere, untergewichtige und weniger vitale Menschen sollten warme Kompressen anwenden, aktivere Menschen eher kalte Kompressen.

Heiße Kompresse

MATERIAL 1 feines Baumwolltuch, gefaltet groß genug, um die Magengegend zu decken (Kompresse ca. 15 cm x 20 cm, gemäss Photo nebenan) – 1 Schüssel heißes Wasser – 1 Küchentuch – 1 Baumwoll-Schutztuch – 1 Wolltuch.

VORBEREITUNG Kompresse in das heiße Wasser tauchen. Herausnehmen und abtropfen lassen. Kompresse in das Küchentuch einschlagen und durch entgegengesetzte Drehungen an beiden Enden kräftig auswringen (Photo 1 und 2, Seite 18).

ANWENDUNG Nachdem die Temperatur der Kompresse auf der Innenseite des Vorderarms geprüft worden ist (Photo 3, Seite 18), wird sie auf die Magengegend gelegt. Mit dem Schutztuch und dem Wolltuch decken.

DAUER Solange die Kompresse warm ist und als angenehm empfunden wird (15 bis 30 Minuten).

HÄUFIGKEIT 1- bis 2mal täglich zwischen den Mahlzeiten während 1 bis 3 Wochen (Kur).

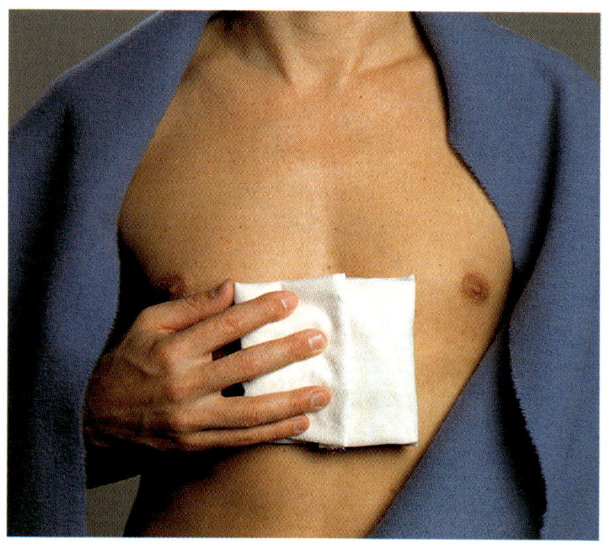

Magenkompresse

Eiswasserkompresse

MATERIAL 1 feines Baumwolltuch, gefaltet groß genug, um die Magengegend zu decken (Kompresse ca. 15 cm x 20 cm, gemäß obenstehendem Photo) – 1 Schüssel kaltes Wasser – Eiswürfel – 1 Baumwoll-Schutztuch – 1 Wolldecke.

VORBEREITUNG Eiswürfel ins kalte Wasser geben. Sobald das Wasser eiskalt ist, wird die Kompresse eingetaucht und anschließend kräftig ausgewrungen.

ANWENDUNG Nachdem der Körper durch einige trockene Reibungen mit der Hand auf die Kälte vorbereitet worden ist, wird die Kompresse auf die Magengegend gelegt. Mit dem Schutztuch und der Wolldecke gut zudecken, damit die Wärme möglichst lange erhalten bleibt. Nach einigen Minuten wird die Kompresse warm. Ist dem nicht so, läßt dies auf mangelnde Reaktion des Körpers schließen. In diesem Falle kalte Kompresse entfernen und durch eine heiße ersetzen.

DAUER 30 bis 60 Minuten.

HÄUFIGKEIT 1mal täglich zwischen den Mahlzeiten, d. h. mindestens 2 Stunden nach einer Mahlzeit und 1 Stunde vor der nächsten Mahlzeit.

Nervöser Magen und Verdauungsbeschwerden

Schmerzen und Krampfzustände des Magens infolge Verdauungsproblemen oder nervöser Spannungen können durch eine heiße Kompresse mit Wärmeflasche beruhigt werden.

Heiße Kompresse

MATERIAL 1 Schüssel heißes Wasser – 1 Baumwolltuch, 3- bis 4mal gefaltet, groß genug, um die Magengegend zu decken (Kompresse) (Photo Seite 52) – 1 Wärmeflasche – 1 Frottiertuch – 1 Küchentuch – 1 Wolldecke.

VORBEREITUNG Kompresse in das heiße Wasser tauchen, herausnehmen und abtropfen lassen. Kompresse in das Küchentuch einschlagen und durch entgegengesetzte Drehungen an beiden Enden kräftig auswringen (Photo 1 und 2, Seite 18). Die ausgewrungene Kompresse mit dem Frottiertuch einwickeln (nur 1 Lage). Das Frottiertuch schützt die Haut vor der sehr hohen Temperatur und läßt trotzdem die feuchte Wärme durchströmen. Dies entspannt und kräftigt den Verdauungstrakt.

ANWENDUNG Nachdem die Temperatur der Kompresse auf der Innenseite des Vorderarms geprüft worden ist (Photo 3, Seite 18), wird sie auf die Magengegend gelegt. Wärmeflasche auf die Kompresse legen. Mit der Wolldecke decken.

DAUER 10 bis 30 Minuten.

HÄUFIGKEIT Nach Belieben.

Magenschleimhautentzündung und Magengeschwür

Wie der Name sagt, handelt es sich um eine Entzündung der Schleimhaut, die den Magen auskleidet. Die akute Form der Krankheit kann als plötzlicher Anfall einsetzen. Die chronische Form entwickelt sich langsam über einen längeren Zeitraum hinweg. Eine akute Magenschleimhautentzündung kann durch Reizung der Magenschleimhaut durch Medikamente, Alkohol, aggressive Nahrungsmittel (über einen längeren Zeitraum gegessen), Überernährung, zu viel Magensaft usw. entstehen. Aber auch Sorgen, Probleme sowie extremer psychischer Streß können dafür verantwortlich sein.

Unter Magengeschwür versteht man eine Zerstörung der den Magen auskleidenden Schleimhaut, meist im Bereich des Magenkörpers oder Pförtners.

Lehmwickel wirken auf die Magentätigkeit ausgleichend und befreien den Magen von reizenden Substanzen. Lehm enthält außerdem Stoffe, welche die Magensäure neutralisieren.

Kalter Lehmwickel

MATERIAL Lehmpulver (Heilerde) – kaltes Wasser – 1 Holz- oder Glasschüssel – 1 Holzspachtel – 1 Baumwoll-Schutztuch – 1 Wolldecke.

VORBEREITUNG Lehm in die Schüssel geben. So viel Wasser unter Rühren mit dem Holzspachtel dazugeben, bis die Masse feucht, aber immer noch fest ist.

ANWENDUNG Lehm 1 cm dick in der Magengegend auftragen. Mit dem Schutztuch und der Wolldecke decken. Die Anwendung sollte mindestens 2 Stunden nach einer Mahlzeit und mindestens 1 Stunde vor der nächsten Mahlzeit erfolgen.

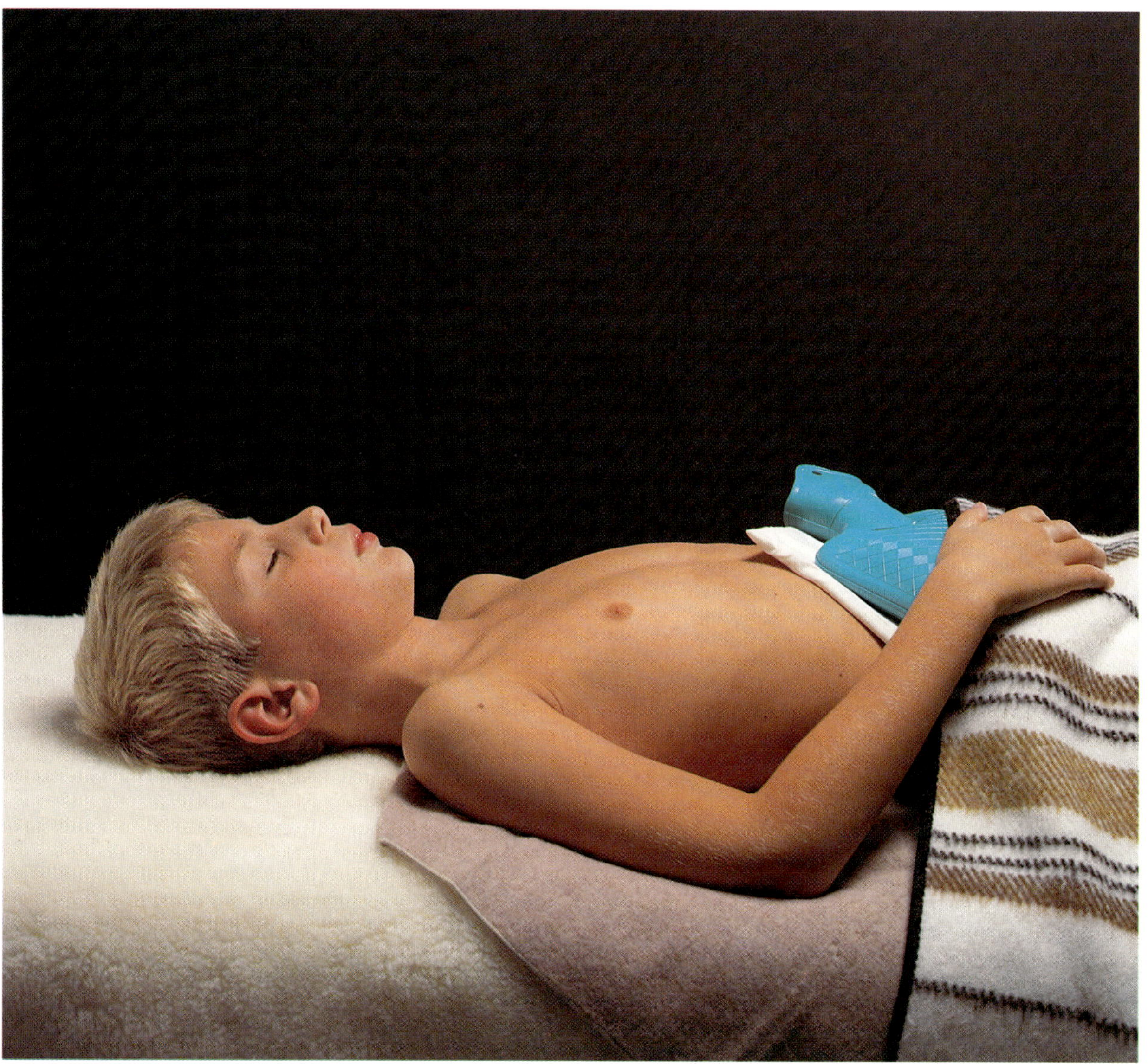

Leber- und Gallenblasen-Kompresse

DAUER 1 bis 2 Stunden.

HÄUFIGKEIT Täglich einen Wickel. Die Lehmschicht kann sukzessive auf 2 cm aufgebaut werden. Als Kur während mehrerer Wochen.

Leber- und Gallenblasenleiden

Der große Freund der Leber und der Gallenblase ist die Wärme. Die hier empfohlenen Wickel und Kompressen sind immer warm. Eine Ausnahme bilden akute infektiöse Entzündungen, z. B. Hepatitis. Ob es sich um Leberschwäche, Leberkrise, Übelkeit, Verdauungsprobleme mit Fetten usw. handelt, Wärme schafft immer Erleichterung, da sie die Produktion und die Ausschüttung von Gallensaft fördert.

Die Leber befindet sich in der oberen rechten Hälfte des Unterleibes. Sie liegt größtenteils unter dem Brustkorb versteckt. Dennoch vermag man sie mit heißen Kompressen leicht anzuregen.

Heiße Kompresse

MATERIAL 1 Baumwolltuch, 3- bis 4mal gefaltet, groß genug, um die Lebergegend zu decken (Kompresse) – 1 Schüssel heißes Wasser – 1 Küchentuch – 1 Frottiertuch – 1 Wärmeflasche – 1 Wolldecke.

VORBEREITUNG Kompresse in das heiße Wasser tauchen, herausnehmen und abtropfen lassen. In das Küchentuch einschlagen und durch entgegengesetzte Drehungen an beiden Enden kräftig auswringen (Photo 1 und 2, Seite 18). Die ausgewrungene Kompresse in das Frottiertuch wickeln (nur eine Schicht). Das Frottiertuch schützt die Haut vor der sehr hohen Temperatur der Kompresse und läßt trotzdem die feuchte Wärme durchströmen.

ANWENDUNG Nachdem die Temperatur der Kompresse auf der Innenseite des Vorderarms geprüft worden ist (Photo 3, Seite 18), wird sie auf die Lebergegend gelegt (Photo Seite 54). Wärmeflasche auf die Kompresse legen. Mit der Wolldecke decken. Die Wärmeflasche sorgt dafür, daß die Temperatur während der ganzen Anwendung stabil bleibt.

DAUER 30 bis 60 Minuten.

HÄUFIGKEIT Je nach Bedarf. Oder als Kur zur Tiefenbehandlung der Leber 1mal täglich während mehrerer Wochen.

Weitere empfehlenswerte Wickel

Warmer Lehmwickel (Seite 49). Der warme Lehmwickel ist eine Kombination von tiefwirkender Wärme und entgiftender Heilkraft des Lehms. Die Toxine werden buchstäblich aus dem Gewebe gezogen.

Kartoffelwickel (Seite 61).

DARM

Verstopfung

Obwohl eine Verstopfung primär mit der Ernährung zusammenhängt, können Kompressen die Verdauung ankurbeln, d. h. die Peristaltik anregen. Unter Peristaltik versteht man die wellenförmigen, unwillkürlichen Bewegungen, bei denen sich die Muskeln in den Wänden des Verdauungstraktes in rhythmischen Abständen zusammenziehen, bevor sie wieder erschlaffen. Eine kalte Kompresse veranlaßt den Darm, zu reagieren. Dies weckt ihn nicht nur auf, sondern kräftigt ihn gleichzeitig.

Kalter Wickel

MATERIAL 1 Baumwolltuch, groß genug, um den Unterleib 1 1/2mal zu umwickeln. In der Höhe soll es von der letzten Rippe bis zum Hüftgelenk reichen (Photo Seite 57) – kaltes Wasser (ca. 20 Grad) – 1 Baumwoll-Schutztuch, gleich groß wie das Wickeltuch – 1 Badetuch, etwas größer als das Wickeltuch – 1 Wolldecke.

VORBEREITUNG Das Badetuch auf dem Bett so ausbreiten, daß der Unterkörper darauf zu liegen kommt. Wickeltuch in das kalte Wasser tauchen. Herausnehmen und kräftig auswringen.

ANWENDUNG Den Körper mit einigen Trockenübungen mit der Hand oder mit Gymnastikübungen auf den kalten Wickel vorbereiten. Das nasse Tuch um den Körper wickeln. Der ganze Unterleib, von der letzten Rippe bis zum Hüftgelenk, soll eingewickelt werden. Darauf achten, daß der Wickel flach auf der Haut liegt, damit keine Luft dazwischen kommen kann, welche die Erwärmung behindert. Schutztuch um den Unterleib wickeln. Die behandelte Person legt sich nun ins Bett. Badetuch einschlagen. Mit der Wolldecke decken. Die Kälte führt zu einem Blutandrang im Unterleib. Der Wickel wird zuerst warm, dann heiß. Die Darmtätigkeit wird angeregt.

DAUER 45 bis 90 Minuten.

HÄUFIGKEIT 1 Wickel täglich während mehrerer Wochen.

BEMERKUNG Wenn sich der Wickel nur sehr langsam oder gar nicht erwärmt, kann man mit einer auf den Unterleib gelegten Wärmeflasche nachhelfen.

Warmer Wickel

Wenn der kalte Wickel keine Wirkung zeigt (keine Erwärmung), wird er durch einen warmen Wickel ersetzt. Die Reaktion ist in diesem Falle weniger stark, da die Wärmezufuhr von außen kommt und nicht wie beim kalten Wickel aus dem Körperinnern. Das Vorgehen ist gleich wie beim kalten Wickel, nur daß man heißes Wasser nimmt und die Anwendung kürzer ist. Der Wickel wird entfernt, sobald er nicht mehr warm ist (nach 15 bis 30 Minuten).

Darmbedingte Verdauungsbeschwerden

Zu den darmbedingten Verdauungsbeschwerden zählen Blähungen, Schmerzen bei der Verdauung sowie Gasbildung.

Wenn die Verdauung im Darmtrakt zu lange dauert, gären und faulen die Nahrungsstoffe. Mit warmen und feuchten Kompressen können die Schmerzen im Verdauungstrakt gelindert, die Gasproduktion vermindert und der Verdauungsprozeß gefördert werden.

Heiße Kompresse

MATERIAL 1 Baumwolltuch (Kompresse), 3mal gefaltet, groß genug, um den Unterleib zu decken, d. h. von der letzten Rippe bis zum Hüftgelenk (Photo Seite 57) – 1 Schüssel heißes Wasser – 1 Küchentuch – 1 Frottiertuch, 2mal so groß wie die Kompresse – 1 Wärmeflasche – 1 Wolldecke.

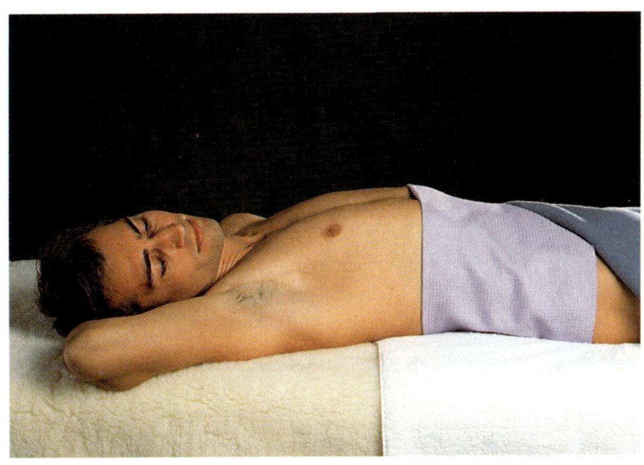

Unterleibwickel

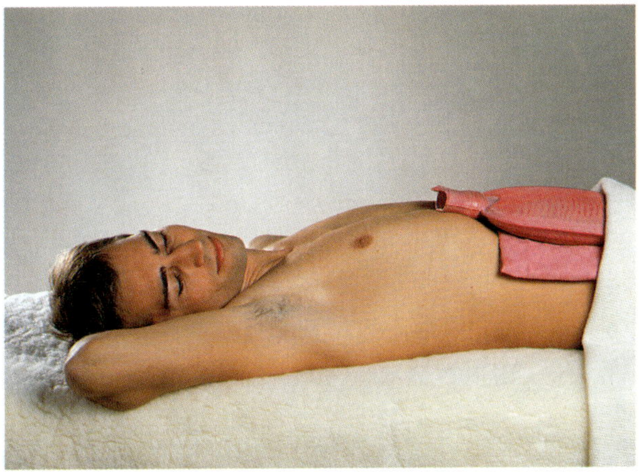

Unterleibkompresse

VORBEREITUNG Kompresse in das heiße Wasser tauchen, herausnehmen und abtropfen lassen. In das Küchentuch einschlagen und durch entgegengesetzte Drehungen an beiden Enden kräftig auswringen (Photo 1 und 2, Seite 18). Kompresse in das Frottiertuch wickeln (nur 1 Lage).

ANWENDUNG Nachdem die Temperatur der Kompresse auf der Innenseite des Vorderarms geprüft worden ist (Photo 3, Seite 18), legt man sie auf den Unterleib. Wärmeflasche darauflegen (siehe oben). Mit der Wolldecke decken. Die Wärmeflasche hält die Kompresse während der ganzen Anwendung warm.

DAUER 1 Stunde.

HÄUFIGKEIT Nach Belieben.

Durchfall, Darmgrippe

Wickel können keinen Durchfall heilen. Jedoch vermag ein Wickel, Schmerzen und Krämpfe zu lindern.

Heißer Wickel

MATERIAL 1 Baumwolltuch, groß genug, daß es 1 1/2mal um den Unterleib gewickelt werden kann (von der letzten Rippen bis zum Hüftgelenk) (Photo nebenan) – 1 Eimer heißes Wasser – 1 Badetuch zum Auswringen – 1 Baumwoll-Schutztuch, gleich groß wie das Wickeltuch – 1 Badetuch, etwas größer als das Wickeltuch – 1 Wolldecke.

VORBEREITUNG Das Badetuch auf dem Bett so ausbreiten, daß der Unterkörper darauf zu liegen kommt. Wickeltuch in das heiße Wasser tauchen, herausnehmen und abtropfen lassen. Wickeltuch in das Badetuch einschlagen und durch entgegengesetzte Drehungen an beiden Enden kräftig auswringen (Photo 1 und 2, Seite 18).

ANWENDUNG Nachdem die Temperatur des Wickels mit der Innenseite des Vorderarms geprüft worden ist (Photo 3, Seite 18), wird er um den Unterleib gewickelt. Er soll von der letzten Rippe bis zum Hüftgelenk reichen. Der Wickel muß flach auf der Haut liegen. Mit dem Schutztuch umwickeln. Jetzt legt sich die behandelte Person ins Bett. Badetuch einschlagen. Die Wolldecke darauf legen.

DAUER 15 bis 30 Minuten.

HÄUFIGKEIT Nach Belieben.

BLASE

Schmerzhaftes Harnlassen, Harndrang, Harnverhalten

Zu einer ungenügenden, erschwerten und oft schmerzhaften Entleerung der Harnblase kommt es bei Entzündung der Schleimhaut der Harnblase (bakterielle Infektion), bei Harnsteinen und vergrößerter Vorsteherdrüse (Prostata). Bei einer ungenügenden Entleerung können Wärmebehandlungen entspannen und den Abfluß wieder normalisieren. Bei Entzündungen helfen Lehm- oder Kohlwickel.

Heiße Kompresse

MATERIAL 1 Baumwolltuch, mehrere Male gefaltet, groß genug, um den Unterleib zu decken (Kompresse) – 1 Schüssel heißes Wasser – 1 Küchentuch – 1 Baumwoll-Schutztuch – 1 Wärmeflasche – 1 Wolldecke.

VORBEREITUNG Kompresse ins heiße Wasser tauchen, herausnehmen und abtropfen lassen. In das Küchentuch einschlagen und durch entgegengesetzte Drehungen an beiden Enden kräftig auswringen (Photo 1 und 2, Seite 18).

ANWENDUNG Nachdem die Temperatur der Kompresse auf der Innenseite des Vorderarms geprüft worden ist (Photo 3, Seite 18), wird sie auf den Unterleib gelegt (Photo Seite 57). Zuerst das Schutztuch, dann die Wärmeflasche auf die Kompresse legen. Mit der Wolldecke decken.

DAUER 1 Stunde.

HÄUFIGKEIT Nach Belieben.

Kohlwickel

MATERIAL 1 grüner Kohl aus biologischem Anbau – 1 Nudelholz/Wallholz oder 1 Glasflasche – 1 Baumwoll-Schutztuch, 1 Wolldecke.

VORBEREITUNG Bei ein paar schönen Kohlblättern die Mittelrippe herausschneiden, damit man eine glatte Oberfläche erhält (Photo 7, Seite 23). Durch kräftiges Rollen der Blätter mit dem Nudelholz oder mit der Flasche wird erreicht, daß die Wirkstoffe bei der Anwendung besser austreten und die Blätter flach auf der Haut liegen (Photo 8, Seite 23).

ANWENDUNG Den Unterleib mit 2 bis 3 Lagen Kohl decken. Darauf achten, daß die Blätter flach auf der Haut liegen. Mit dem Schutztuch und der Wolldecke decken.

DAUER 1 bis 2 Stunden. Wenn der Wickel sehr warm ist und als unangenehm empfunden wird, bedeutet dies, daß er mit Toxinen angereichert ist. In diesem Fall Wickel entfernen und durch einen neuen ersetzen.

HÄUFIGKEIT 2- bis 3mal täglich während mehrerer Tage, bis das Wasserlösen sich normalisiert hat.

Weitere empfehlenswerte Wickel

Warmer Lehmwickel (Seite 49).

Entzündung der Harnblase

Bei einer Harnblasenentzündung ist die Schleimhaut der Harnblase in der Regel wegen bakterieller Infektion entzündet. Alle Faktoren, die zu einer Behinderung der Harnentleerung aus der Blase oder zu einer nur unvollständigen Harnentleerung führen, erhöhen das Infektionsrisiko; aufgestauter Harn in der Blase stellt eine ideale Brutstätte für Bakterien dar. Hauptsymptom einer Entzündung ist häufiger Harndrang, wobei jedesmal nur kleine Mengen Harn abgegeben werden. Zwiebelwickel und Kompressen mit ätherischen Ölen lindern die Schmerzen und hemmen die Entzündung. Eine Harnblasenentzündung sollte stets ärztlich abgeklärt werden.

Zwiebelwickel

MATERIAL 5 bis 6 Zwiebeln aus biologischem Anbau – 1 feines Baumwolltuch – 1 Baumwoll-Schutztuch – 1 Wolldecke.

VORBEREITUNG Zwiebeln hacken. Zum Erwärmen unter ständigem Rühren kurz trocken (ohne Öl) dünsten. Zwiebeln ca. 1 cm dick in der Mitte des feinen Baumwolltuches verteilen. Wickel formen, indem man das Tuch einschlägt. Der Wickel soll groß genug sein, um den Unterleib zu decken.

ANWENDUNG Nachdem die Temperatur des Wickels auf der Innenseite des Vorderarms geprüft worden ist (Photo 3, Seite 18), wird er auf den Unterleib gelegt. Mit dem Schutztuch und der Wolldecke decken.

DAUER Solange er als angenehm empfunden wird und warm ist. Da die Harnblase bei Entzündung sehr empfindlich auf Kälte reagiert, ist darauf zu achten, daß sich der Patient beim Auflegen und Abnehmen des Wickels nicht erkältet.

HÄUFIGKEIT 2 bis 3 Wickel täglich oder nach Belieben.

Lavendelöl-Kompresse

MATERIAL Bestes ätherisches (biologisches) Lavendelöl (Lavendula officinalis) – 1 Eßlöffel Mandel- oder Olivenöl – 1 Baumwolltuch, 3mal gefaltet, groß genug, um den Unterleib zu decken (Kompresse) – 1 Wärmeflasche – 1 Baumwoll-Schutztuch – 1 Wolldecke.

VORBEREITUNG 20 Tropfen ätherisches Lavendelöl mit dem Basisöl mischen. Kompresse auf einem Heizkörper oder auf der Wärmeflasche erwärmen.

ANWENDUNG Den Unterleib mit der Ölmischung einreiben. Die erwärmte Kompresse darauflegen. Mit dem Schutztuch und der Wolldecke decken. Die Wärme der Kompresse sorgt dafür, daß die Wirkstoffe des ätherischen Öls von der Harnblase gut aufgenommen werden können.

DAUER 1 Stunde.

HÄUFIGKEIT 2- bis 3mal täglich.

FRAUENLEIDEN

Ausbleibende oder schwache Menstruation

Eine ausbleibende oder schwache Menstruation kann mit heißen Kompressen auf den Unterleib behandelt werden. Durch die Kompressen werden die Blutzirkulation und der Zellaustausch und damit auch die Eierstocktätigkeit angeregt und der Zyklus reguliert.

Heiße Kompresse

MATERIAL 1 feines Baumwolltuch, einige Male gefaltet, groß genug, um den Unterleib zu decken (Kompresse) – 1 große Schüssel heißes Wasser – 1 Küchentuch – 1 Baumwoll-Schutztuch – 1 Wolldecke.

VORBEREITUNG Kompresse in das heiße Wasser tauchen, herausnehmen und abtropfen lassen. Kompresse in das Küchentuch einschlagen und durch entgegengesetzte Drehungen an beiden Enden kräftig auswringen (Photo 1 und 2, Seite 18). Je weniger Wasser die Kompresse enthält, desto länger bleibt sie heiß.

ANWENDUNG Nachdem die Temperatur der Kompresse auf der Innenseite des Vorderarms geprüft worden ist (Photo 3, Seite 18), wird sie auf den Unterleib gelegt. Mit dem Schutztuch und der Wolldecke decken.

DAUER Solange die Kompresse warm ist (15 bis 30 Minuten).

HÄUFIGKEIT 1mal täglich während mehrerer Wochen.

Weitere empfehlenswerte Wickel

Kartoffelwickel (Seite 63).

Schmerzhafte Menstruation

Bei schmerzhafter Menstruation können Kamillenkompressen eingesetzt werden. Sie lindern Krampf- und Schmerzzustände, sorgen für eine bessere Durchblutung der Gebärmutter und lösen Verspannungen und Verkrampfungen.

Heiße Kamillenkompresse

MATERIAL Ein feines Baumwolltuch, einige Male gefaltet, groß genug, um den Unterleib zu decken (Kompresse) – 1 Schüssel – 1 gehäufter Eßlöffel Kamillenblüten (Chamomilla recutila) – 1/2 l Wasser – 1 Küchentuch – 1 Baumwoll-Schutztuch – 1 Wolldecke.

VORBEREITUNG Kamillenblüten mit dem kochenden Wasser übergießen. 10 Minuten stehen lassen. Abseihen. Kompresse mit dem Kamillenaufguß übergießen. Kompresse in das Küchentüch einschlagen und durch entgegengesetzte Drehungen an beiden Enden kräftig auswringen (Photo 1 und 2, Seite 18). Je weniger Flüssigkeit die Kompresse enthält, desto länger bleibt sie warm.

ANWENDUNG Nachdem die Temperatur der Kompresse auf der Innenseite des Vorderarms geprüft worden ist (Photo 3, Seite 18), wird sie auf den Unterleib gelegt. Mit dem Schutztuch und der Wolldecke decken.

DAUER Solange die Kompresse warm ist (15 bis 30 Minuten).

HÄUFIGKEIT Nach Belieben.

RÜCKEN

Schmerzen in der Wirbelsäule

Zu Schmerzen in der Wirbelsäule kommt es, wenn sich gleichzeitig Schlackenstoffe und Toxine zwischen den Wirbeln ansammeln und toxische Reizungen eine Entzündung der verschiedenen Bestandteile der Gelenke (Wirbel, Zwischenwirbelscheibe, Sehnen...) auslösen.

Wärmewickel (nebst anderen Maßnahmen) haben zum Ziel, Schmerzen zu lindern, Entzündungen einzudämmen, Muskeln zu entspannen, die Durchblutung zu fördern und die Ausscheidung von Abfallstoffen zu beschleunigen und das Regernerieren der Gelenke und Gewebe zu fördern.

Wichtig: Bei akuter Entzündung (Arthritis) sprechen viele Menschen auf Kälte besser an als auf Wärme. Man wird sehr rasch merken, ob Wärme die Schmerzen lindert oder im Gegenteil noch verstärkt. Kalte Anwendungen: Siehe Gelenktarthritis, Seiten 70/71.

Kartoffelwickel

MATERIAL 7 bis 8 Kartoffeln aus biologischem Anbau – Haushaltpapier – Klebestreifen – 1 Nudelholz/Wallholz oder 1 Glasflasche – 1 feines Baumwolltuch – 1 Baumwoll-Schutztuch – 1 Wolldecke.

VORBEREITUNG Kartoffeln in der Schale im Dampf garen. Etwas auskühlen lassen. Die Kartoffeln auf dem Haushaltpapier (es braucht mehrere Blätter) so anordnen, daß sie eine Fläche ergeben, welche die zu behandelnde Stelle gut deckt. Kartoffeln einpacken, indem das restliche Papier auf allen Seiten eingeschlagen wird. Mit Klebestreifen fixieren. Darauf achten, daß die untere Seite des Wickels

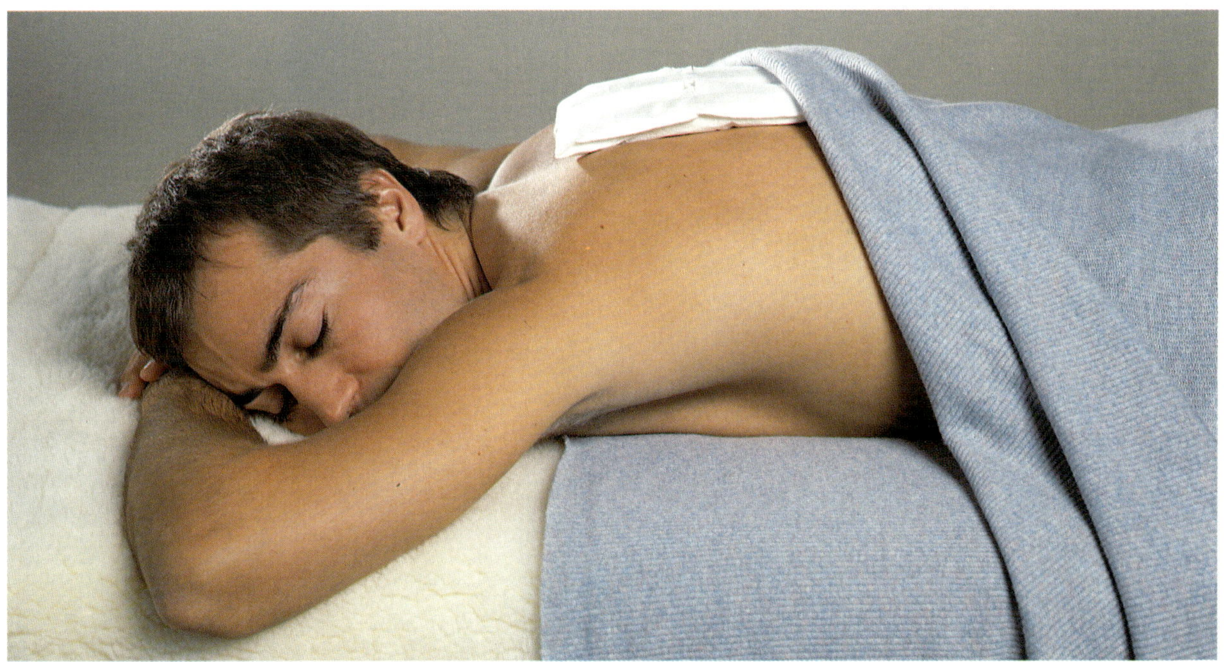

Wickel zur Entspannung der Wirbelsäule

glatt und faltenfrei ist. Wickel in das feine Tuch einschlagen. Kartoffeln mit dem Nudelholz oder Glasflasche zerdrücken. Man bekommt dadurch eine mehr oder weniger zusammenhängende Masse.

ANWENDUNG Die Temperatur des Wickels prüfen, indem man ihn kurz auf die Innenseite des Vorderarms legt (Photo 3, Seite 18). Diese Stelle ist sehr wärmeempfindlich. Wickel auf den Rücken legen (Photo 22, Seite 18). Mit dem Schutztuch und der Wolldecke decken.

DAUER 1 Stunde oder solange der Wickel warm ist.

HÄUFIGKEIT 1- bis 2mal täglich, wenn nötig auch öfter.

Fangowickel (Vulkanerde)

MATERIAL Fangowickel (Drogerie/Apotheke) – 1 Kochtopf heißes Wasser – 1 Baumwoll-Schutztuch – 1 Wolldecke.

VORBEREITUNG Fangowickel zum Erwärmen 10 Minuten in sehr heißes Wasser legen. Der Wickel saugt sich mit Wasser voll und wird weich und geschmeidig. Fangowickel herausnehmen und überflüssiges Wasser durch Glattstreichen (mit Handschuhen) entfernen.

ANWENDUNG Nachdem der Wickel auf der Innenseite des Vorderarms geprüft worden ist (Photo 3, Seite 18), legt man ihn auf die zu behandelnde Stelle auf dem Rücken. Mit dem Schutztuch und der Wolldecke decken. Die Wolldecke schützt vor raschem Wärmeverlust.

DAUER Solange der Wickel warm ist.

HÄUFIGKEIT 1- bis 2mal täglich. Den Fangowickel kann man mehrere Male verwenden. Immer wieder in sehr heißem Wasser erwärmen.

Kalter Lehmwickel

MATERIAL Lehm (Heilerde) – kaltes Wasser – 1 Holz- oder Glasschüssel – 1 Holzspachtel – 1 Baumwoll-Schutztuch – 1 Wolldecke.

VORBEREITUNG Lehm in Schüssel geben. So viel Wasser unter Rühren mit dem Holzspachtel beifügen, bis die Masse feucht, aber immer noch fest ist.

ANWENDUNG Lehmschicht 1 bis 2 cm dick auf die zu behandelnde Stelle auf dem Rücken auftragen. Mit dem Schutztuch und der Wolldecke decken. Durch die Körperwärme wird der Wickel erwärmt.

DAUER Lehm entfernen, sobald er trocken ist.

HÄUFIGKEIT 1mal täglich.

HINWEIS Der Lehm besitzt die Eigenschaft, im Körper gelagerte Toxine herauszuziehen und zu binden. Zudem gibt er Mineralstoffe ab, welche die Remineralisation der Knochen fördern.

Muskuläre Rückenschmerzen (Hexenschuß)

Im Gegensatz zu den auf Seite 61 beschriebenen Schmerzen in der Wirbelsäule, deren Ursache sich im Skelett befindet, sind beim Hexenschuß die Muskeln betroffen. Die Schmerzen treten nach einer ungeschickten Bewegung auf, nach einer großen und ungewohnten Anstrengung, nach einer ungünstigen und über längere Zeit innegehaltenen Stellung, bei Kälte oder Durchzug in der Rückengegend usw. Es kommt zu ziehenden und reißenden Schmerzen, Steifheitsgefühl infolge Schmerzen, Einschränkung der Bewegungsfähigkeit. Der Schmerz verstärkt sich bei Kälte, Bewegung, Druck usw. Schmerzen und Verspannungen können mit Wärmebehandlungen gelindert werden. Wärme entspannt die Muskeln, regt die Blutzirkulation an und hilft bei der Ausscheidung reizender Substanzen (Toxine).

Warme Lavendelöl-Kompresse

MATERIAL Bestes (biologisches) ätherisches Öl (Lavendula officinalis) – 1 feines Baumwolltuch, 3- bis 4mal gefaltet, groß genug um die schmerzende Stelle zu decken (Kompresse) – 1 Wärmeflasche – 1 Wolldecke.

ANWENDUNG Schmerzende Stelle mit 10 Tropfen ätherischem Lavendelöl einreiben. Zuerst das trokkene Baumwolltuch, dann die Wärmeflasche darauflegen. Mit der Wolldecke decken.

DAUER 1 Stunde oder so lange, wie die Kompresse als angenehm empfunden wird.

HÄUFIGKEIT Nach Belieben.

Kartoffelwickel

MATERIAL 7 bis 8 Kartoffeln aus biologischem Anbau – Haushaltpapier – Klebestreifen – 1 Nudelholz/Wallholz oder 1 Glasflasche – 1 feines Baumwolltuch – 1 Baumwoll-Schutztuch – 1 Wolldecke.

VORBEREITUNG Kartoffeln in der Schale im Dampf garen. Etwas auskühlen lassen. Kartoffeln auf dem Haushaltpapier (es braucht mehrere Blätter) so anordnen, daß die Fläche etwas größer als die zu behandelnde Stelle ist. Kartoffeln einpacken, indem das restliche Papier auf allen Seiten eingeschlagen wird. Mit Klebestreifen fixieren. Wickel in das feine Tuch einschlagen. Kartoffeln mit dem Nudelholz oder der Glasflasche zerdrücken. Man bekommt dadurch eine mehr oder weniger zusammenhängende Masse. Darauf achten, daß die untere Seite des Wickels glatt und faltenfrei ist.

ANWENDUNG Die Temperatur des Wickels prüfen, indem man ihn kurz auf die Innenseite des Vorderarms legt (Photo 3, Seite 18). Diese Stelle ist sehr wärmeempfindlich. Wickel auf den Rücken legen. Mit dem Schutztuch und der Wolldecke decken.

DAUER 1 Stunde oder solange der Wickel warm ist und als angenehm empfunden wird.

HÄUFIGKEIT 1- bis 2mal täglich.

Fangowickel (Vulkanerde)

MATERIAL Fangowickel (Apotheke/Drogerie) – 1 Kochtopf heißes Wasser – 1 Baumwoll-Schutztuch – 1 Wolldecke.

VORBEREITUNG Fangowickel zum Erwärmen 10 Minuten in sehr heißes Wasser legen. Der Wickel saugt sich mit Wasser voll und wird weich und geschmeidig. Fangowickel herausnehmen und überflüssiges Wasser durch Glattstreichen (mit Handschuhen) entfernen.

ANWENDUNG Nachdem die Temperatur des Wickels auf der Innenseite des Vorderarms geprüft worden ist (Photo 3, Seite 18), wird er auf die zu behandelnde Stelle auf dem Rücken gelegt. Mit dem Schutztuch und der Wolldecke decken.

DAUER Solange der Wickel warm ist.

HÄUFIGKEIT 1- bis 2mal täglich. Den Fangowickel kann man mehrere Male verwenden. Immer wieder in sehr heißem Wasser erwärmen.

Ischiasschmerzen

Der Ischias ist der Hauptnerv im Bein und der längste Nerv im Körper. Er verläuft hinten am Becken, in der Nähe des Kreuzbeins, nach hinten zur Gesäßbacke, von dort hinter das Hüftgelenk und an der Rückseite des Oberschenkels abwärts. Ursache für die Ischiaserkrankung ist ein Bandscheibenvorfall, der auf eine Wurzel des Rückenmarknervs drückt, oder eine Entzündung des Nervs, verursacht durch das Vorhandensein von sauren Schlackenstoffen und Toxinen. Die Schmerzen strahlen in den Gesäßmuskel, den Oberschenkel und manchmal bis in das Bein und den Fuß aus. Auch eine Entzündung des Ischiasnervs führt zu starken Schmerzen.

Ischiasschmerzen können mit warmen und kalten Anwendungen gelindert werden. Es gilt individuell herauszufinden, mit welcher Art man den besten Erfolg (Schmerzlinderung) hat.

Warme Johanniskrautöl-Kompresse

MATERIAL Bestes (biologisches) Johanniskrautöl (Hypericum perforatum) – 1 feines Bauwolltuch, 3- bis 4mal gefaltet, groß genug, um die schmerzende Stelle zu decken (Kompresse) – 1 Wärmeflasche – 1 Wolldecke.

VORBEREITUNG 20 bis 30 Tropfen Johanniskrautöl auf die Kompresse geben.
ANWENDUNG Kompresse auf die schmerzende Stelle legen. Wärmeflasche darauf legen. Mit der Wolldecke decken.
DAUER Mindestens 1 Stunde oder während der ganzen Nacht.
HÄUFIGKEIT Nach Belieben.

Kalter Lehmwickel

MATERIAL Lehmpulver (Heilerde) – kaltes Wasser – 1 Holz- oder Glasschüssel – 1 Holzspachtel – 1 Baumwoll-Schutztuch – 1 Wolldecke.
VORBEREITUNG Lehm in die Schüssel geben. So viel Wasser unter Rühren mit dem Holzspachtel dazugeben, bis die Masse feucht, aber immer noch fest ist.
ANWENDUNG Lehm 1 cm bis 2 cm dick auf die schmerzende Stelle auftragen. Mit dem Schutztuch und der Wolldecke decken. Der Wickel wird vom Körper erwärmt.
DAUER So lange, bis der Lehm trocken ist.
HÄUFIGKEIT 2- bis 3mal täglich.

Eiswickel

MATERIAL Eiswürfel – 1 Plastikbeutel – 1 Gummiband – 1 Baumwoll-Schutztuch.
VORBEREITUNG Damit der Wickel gut wirkt, sollte er ausschließlich auf die schmerzende Stelle gelegt werden. Die zu behandelnde Fläche kann also sehr klein sein, ebenso die Zahl der Eiswürfel. Eiswürfel in den Plastikbeutel füllen. Den Beutel mit dem Gummiband gut schließen oder verknoten. In das Schutztuch wickeln.
ANWENDUNG Beutel auf die schmerzende Stelle legen.
DAUER Nicht länger als 1 bis 2 Minuten.
HÄUFIGKEIT Je nach Notwendigkeit (Schmerzen).

Weitere empfehlenswerte Wickel

Kartoffelwickel (Seite 61).

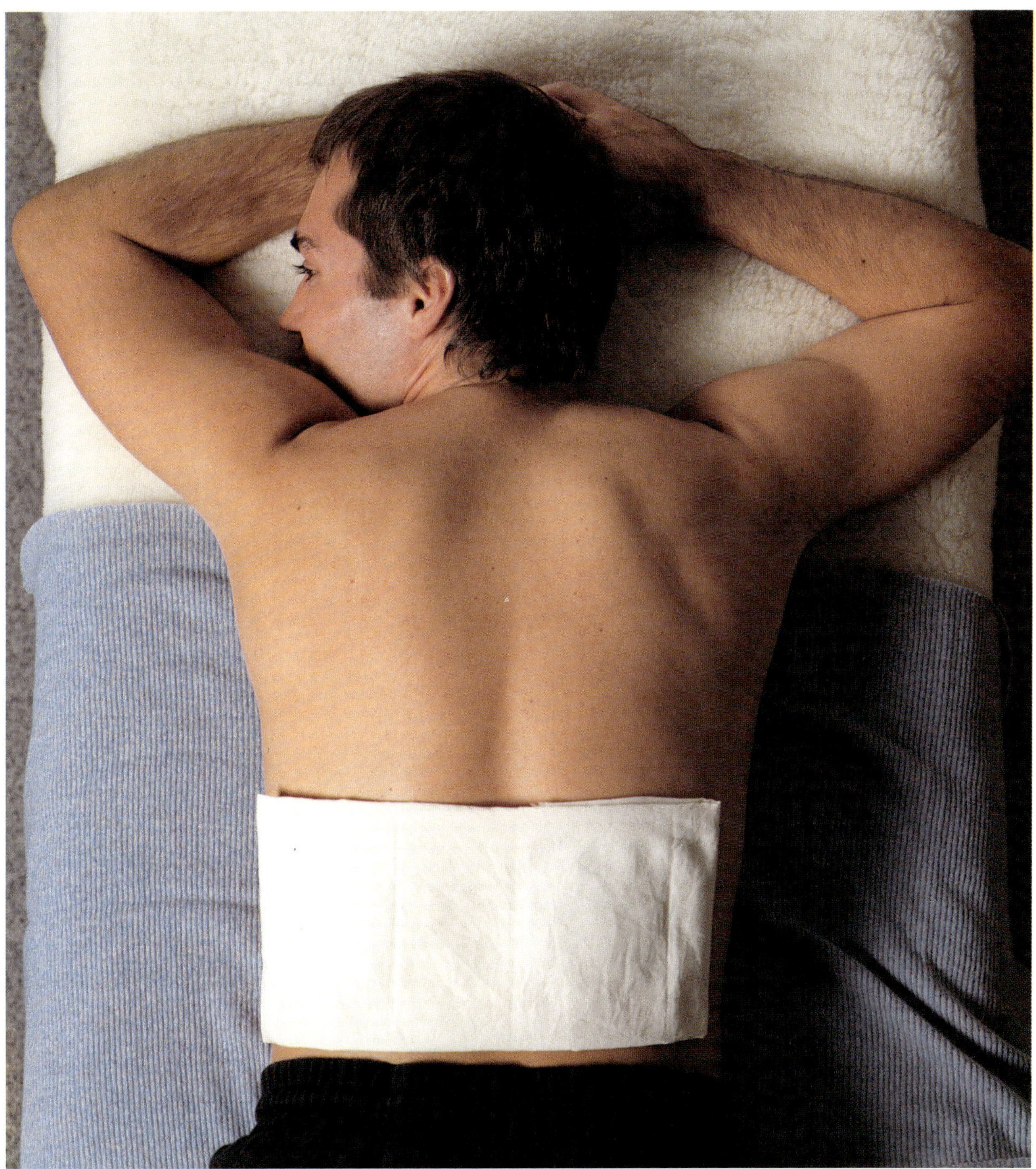

Nierenkompresse

NIEREN

Nierenschwäche

Die Nieren spielen bei der Blutreinigung eine zentrale Rolle. Zu Nierenschwäche oder Nierenfunktionsstörungen führen falsche Ernährung, chronische Blasenentzündung, Erkältungskrankheiten, Nierenentzündungen, Bluthochdruck, chronische Angina, Gicht, Harnsäureerkrankungen, Genußmittel usw. Bei geschwächter Nierenfunktion kommt es zu Störungen in der Filteranlage. Abbauprodukte werden nicht mehr richtig ausgeschieden. Diese Schlakken stauen sich in den Nieren und anderen Körperteilen. Dies führt zu Krankheiten wie Rheuma, Gicht, Allergien, Hautkrankheiten usw.

Kompressen, die mit harntreibenden Heilpflanzen (z.B. Birkenblättern) zubereitet werden, regen die Nieren an. Sie fördern die Blasenentleerung und somit auch das Ausscheiden von Toxinen. Kohl- und Lehmwikkel reinigen, indem sie dem Gewebe die Toxine entziehen.

Warme Birkenblattkompresse

MATERIAL 20 g Birkenblätter (Betula alba) – 1/2 Liter kochendes Wasser – 1 feines Baumwolltuch, 2- bis 3mal gefaltet, groß genug, um die Nierengegend (Photo Seite 65) zu decken (Kompresse) – 1 Baumwoll-Schutztuch – 1 Küchentuch – 1 Wärmeflasche – 1 Wolldecke.

VORBEREITUNG Birkenblätter mit dem kochenden Wasser übergießen. 10 Minuten ziehen lassen. Abseihen. Aufguß über die Kompresse gießen. Kompresse in das Küchentuch einschlagen und durch entgegengesetzte Drehungen an beiden Enden kräftig auswringen (Photo 1 und 2, Seite 18).

ANWENDUNG Nachdem die Temperatur der Kompresse auf der Innenseite des Vorderarms geprüft worden ist (Photo 3, Seite 18), wird sie auf die Nieren gelegt. Schutztuch und Wärmeflasche darauf legen. Mit der Wolldecke decken.

DAUER 30 bis 60 Minuten.

HÄUFIGKEIT 1 Kompresse alle 1 bis 2 Tage während mehrerer Wochen.

POSITION Die Nieren liegen im Bindegewebsraum hinter dem Bauchfellraum, unmittelbar über den Hüften, rechts und links der Wirbelsäule (Photo Seite 65).

Kohlwickel

MATERIAL 1 grüner Kohl aus biologischem Anbau – 1 Nudelholz/Wallholz oder eine Glasflasche – 1 Baumwoll-Schutztuch – 1 Wolldecke.

VORBEREITUNG Bei einigen schönen Kohlblättern die Mittelrippe herausschneiden, damit man eine glatte Oberfläche bekommt (Photo 7, Seite 23). Durch kräftiges Rollen der Blätter mit dem Nudelholz oder mit der Glasflasche wird erreicht, daß die Wirkstoffe bei der Anwendung besser austreten können und die Blätter flach auf der Haut liegen (Photo 8, Seite 23).

ANWENDUNG 2 bis 3 Lagen Kohl auf die Nieren legen. Darauf achten, daß sie gut aufeinander und flach auf der Haut liegen. Mit dem Schutztuch und der Wolldecke decken.

DAUER 1 bis 2 Stunden.

HÄUFIGKEIT 1 Wickel alle 1 bis 2 Tage während mehrerer Wochen.

POSITION Die Nieren liegen im Bindegewebsraum hinter dem Bauchfellraum, unmittelbar über den Hüften, rechts und links der Wirbelsäule (Photo Seite 65).

Andere empfehlenswerte Wickel

Zwiebelwickel (Seite 59)
Warme Lehmwickel (Seite 29)

AFTER

Hämorrhoiden

Hämorrhoiden sind knotenförmige Erweiterungen der Venen (Krampfadern) in der den Analkanal auskleidenden Schleimhaut. Sie können nahe der Afteröffnung auftreten und werden dann äußere Hämorrhoiden genannt. Sie können aber auch weiter oben im Analkanal auftreten. In diesem Falle spricht man von inneren Hämorrhoiden. Hämorrhoiden sind weit verbreitet. Bei Frauen treten sie häufig während der Schwangerschaft und unmittelbar nach der Geburt auf. Bei vielen Menschen liegt eine angeborene Schwäche der Venen im Analkanal vor. Durch starkes Drücken bei hartem Stuhlgang (in den meisten Fällen ernährungsbedingt) kommt es dann häufig zur Bildung von Hämorrhoiden. Kalte Kompressen helfen vor allem bei äußeren Hämorrhoiden. Sie stärken die geschwächten Venenwände.

Eiswickel

MATERIAL 1 bis 2 Eiswürfel – 1 kleiner Plastikbeutel.

VORBEREITUNG Eiswürfel in den Plastikbeutel füllen. Gut schließen.

ANWENDUNG Eisbeutel auf die Hämorrhoiden legen.

DAUER 2 bis 10 Minuten.

HÄUFIGKEIT Nach Belieben.

Eiswasserkompresse

MATERIAL 1 Schüssel kaltes Wasser – Eiswürfel – 1 kleines Baumwolltuch oder 1 Stofftaschentuch, einige Male gefaltet (Kompresse).

VORBEREITUNG Eiswürfel in das kalte Wasser geben. Kompresse in das eiskalte Wasser tauchen. Herausnehmen und abtropfen lassen.

ANWENDUNG Kompresse auf die Hämorrhoiden legen.

DAUER Kompresse entfernen, sobald sie warm ist. Abermals ins eiskalte Wasser tauchen und auflegen. 4- bis 5mal wiederholen.

HÄUFIGKEIT Nach Belieben.

SCHULTER UND OBERE GLIEDER

Muskel- und Gelenkschmerzen in der Schulter

Beschwerdebild: Siehe Schmerzen in der Wirbelsäule (Seite 61) und muskuläre Rükkenschmerzen (Seite 62).

Muskuläre Schmerzen können mit warmen Wickeln und Kompressen gelindert und der Heilungsprozeß gefördert werden. Siehe nachfolgende Anwendungen.

Schmerzen in der Wirbelsäule (Arthritis/Arthrose) verlangen je nachdem warme oder kalte Anwendungen. Warme Anwendungen: Siehe nachfolgende Anwendungen. Kalte Anwendungen: Siehe Gelenkarthrtis, Seite 71.

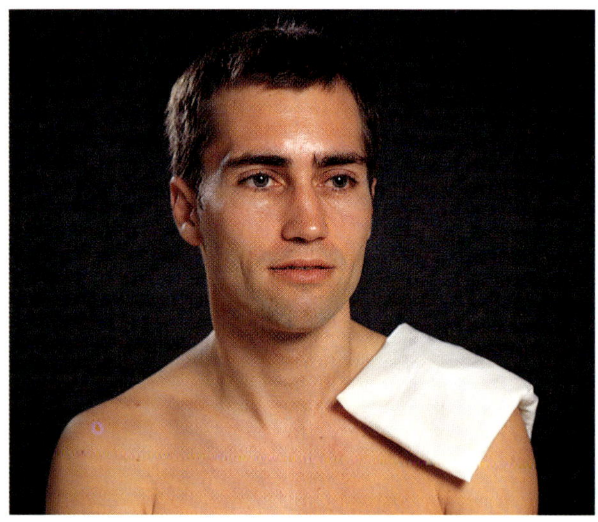

Schulterkompresse

Heiße Kompresse

MATERIAL 1 Baumwolltuch, mehrere Male gefaltet, groß genug, um die Schulter zu decken (Kompresse) – 1 Schüssel heißes Wasser – 1 Küchentuch – 1 Baumwoll-Schutztuch – 1 Wolltuch.

VORBEREITUNG Kompresse in das heiße Wasser tauchen, herausnehmen und abtropfen lassen. Kompresse in das Küchentuch einschlagen und durch entgegengesetzte Drehungen an beiden Enden kräftig auswringen (Photo 1 und 2, Seite 18).

ANWENDUNG Nachdem die Temperatur der Kompresse auf der Innenseite des Vorderarms geprüft worden ist (Photo 3, Seite 18), wird sie auf die Schulter gelegt. Mit dem Schutztuch und dem Wolltuch decken.

DAUER So lange die Kompresse warm ist.

HÄUFIGKEIT Bei starken Schmerzen mehrere Male täglich.

Kartoffelwickel

MATERIAL 7 bis 8 Kartoffeln aus biologischem Anbau – Haushaltpapier – Klebestreifen – 1 feines Baumwolltuch – 1 Nudelholz/Wallholz oder 1 Glasflasche – 1 Baumwoll-Schutztuch – 1 Wollschal - 1 Wolldecke.

VORBEREITUNG Kartoffeln in der Schale im Dampf garen. Etwas auskühlen lassen. Ganze Kartoffeln auf dem Haushaltpapier (es braucht mehrere Blätter) so anordnen, daß die Fläche etwas größer als die zu behandelnde Stelle ist. Kartoffeln einpacken, indem das restliche Papier auf allen Seiten eingeschlagen wird. Mit Klebestreifen fixieren. Wickel in das feine Tuch einschlagen. Kartoffeln mit dem Nudelholz oder der Glasflasche zerdrükken. Man bekommt dadurch eine mehr oder weniger zusammenhängende Masse. Darauf achten, daß die untere Seite des Wickels glatt und faltenfrei ist.

ANWENDUNG Die Temperatur des Wickels prüfen, indem man ihn kurz auf die Innenseite des Vorderarms legt (Photo 3, Seite 18). Diese Stelle ist sehr wärmeempfindlich. Wickel auf die Schulter legen (siehe Photo nebenan). Schutztuch darauflegen.

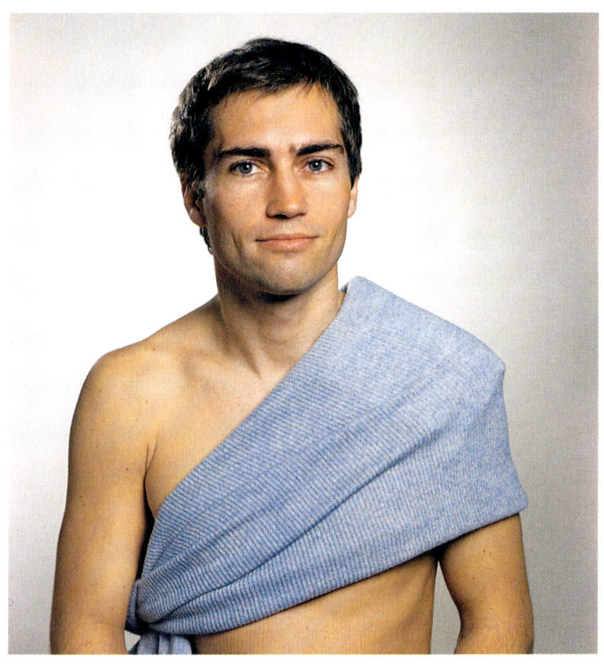

Schulterwickel

Mit dem Wollschall fixieren (Photo oben). Wolldecke darauflegen.

DAUER 1 Stunde oder solange der Wickel warm ist.

HÄUFIGKEIT 1- bis 2mal täglich.

Weitere empfehlenswerte Wickel

Fangowickel (Seite 63).

Ellenbogenentzündung

Eine häufige Überbelastung der Sehnen der Unterarmmuskeln am Ansatz des Ellenbogens kann zu einer Entzündung führen. Wir sprechen von Tennisellenbogen. Zu einer Schleimbeutelentzündung kann es durch örtliche Reizung kommen. Wiederholte Überanstrengung des Gelenks kann das Knorpelgewebe an seiner Oberfläche schädigen. Eine Zerrung führt zu einem Erguß (Flüssigkeitsansammlung im Gelenk) oder zu einer Entzündung der Gelenkkapselinnenhaut.

Die Schmerzen im Ellenbogen und im Vorderarm werden durch Bewegung stärker, Ruhestellung mindert sie.

Die Entzündung kann durch Leinsamenmehl- oder Quarkwickel gelindert werden.

Warmer Leinsamenmehlwickel

MATERIAL 300 g Leinsamenmehl (Drogerie/ Reformhaus/Apotheke) – 1 Spachtel – Haushaltpapier oder Papiertaschentücher – 1 feines Baumwolltuch - 1 elastische Binde – Klammern zum Fixieren – 1 Kochtopf mit Deckel.

VORBEREITUNG 100 g Leinsamenmehl in der doppelten Menge Wasser (200 ml/2 dl) aufkochen. So lange auf kleinem Feuer unter ständigem Rühren köcheln lassen, bis man einen glatten Brei hat. Brei mit dem Spachtel ca. 1 cm dick und 8 cm breit in der Mitte des Haushaltpapiers oder auf überlappenden Papiertaschentüchern ausstreichen. Die Länge des Wickels soll dem Ellenbogenumfang entsprechen. Leinsamenwickel einpacken, indem man das Papier auf allen Seiten einschlägt. In das feine Baumwolltuch wickeln.

ANWENDUNG Nachdem die Temperatur des Wickels auf der Innenseite des Vorderarms geprüft worden ist (Photo 3, Seite 18), wird er um den Ellenbogen gelegt. Mit der elastischen Binde und den Klammern fixieren (Photo Seite 70).

DAUER Solange der Wickel warm ist.

HÄUFIGKEIT Die Anwendung kann beliebig oft wiederholt werden. Den erkalteten Wickel auf einem Heizkörper oder im umgekehrten Deckel über kochendem Wasser wieder erwärmen.

Quarkwickel

MATERIAL Biologischer Vollmilchquark, der mindestens 1 Stunde vor Anwendung aus dem Kühlschrank genommen werden muß – 1 Spachtel – Haushaltpapier oder Papiertaschentücher – 1 feines Baumwolltuch – 1 elastische Binde – Klammern zum Fixieren.

VORBEREITUNG Quark mit dem Spachtel 5 mm dick in der Mitte des Haushaltpapiers oder auf 2 überlappenden Papiertaschentüchern ausstreichen. Die Länge des Wickels soll dem Ellenbogenumfang entsprechen. Quarkwickel einpacken, indem man das Papier auf allen Seiten einschlägt. In das feine Baumwolltuch wickeln.

ANWENDUNG Wickel um den Ellenbogen legen. Mit der elastischen Binde und den Klammern fixieren (Photo unten)

DAUER 20 Minuten.

HÄUFIGKEIT 1- bis 3mal täglich.

Weitere empfehlenswerte Wickel

Kohlwickel (Seite 79).

Entzündung im Handgelenk (Arthritis)

Arthritis ist eine Erkrankung, die zum rheumatischen Formenkreis gehört. Die Gelenke entzünden sich, schwellen an, werden steif und reagieren empfindlich auf Druck und Bewegung. Siehe auch gelenkbedingte Nackenschmerzen, Seite 44. Es gilt individuell herauszufinden, ob man mit Lehmwickeln oder Eiswasserkompressen bessere Resultate (Schmerzlinderung) erzielt. Lehmwickel und kalte Kompressen beruhigen die Entzündung und verbessern die Blutzirkulation, was zu einer besseren Ausscheidung der Giftstoffe führt.

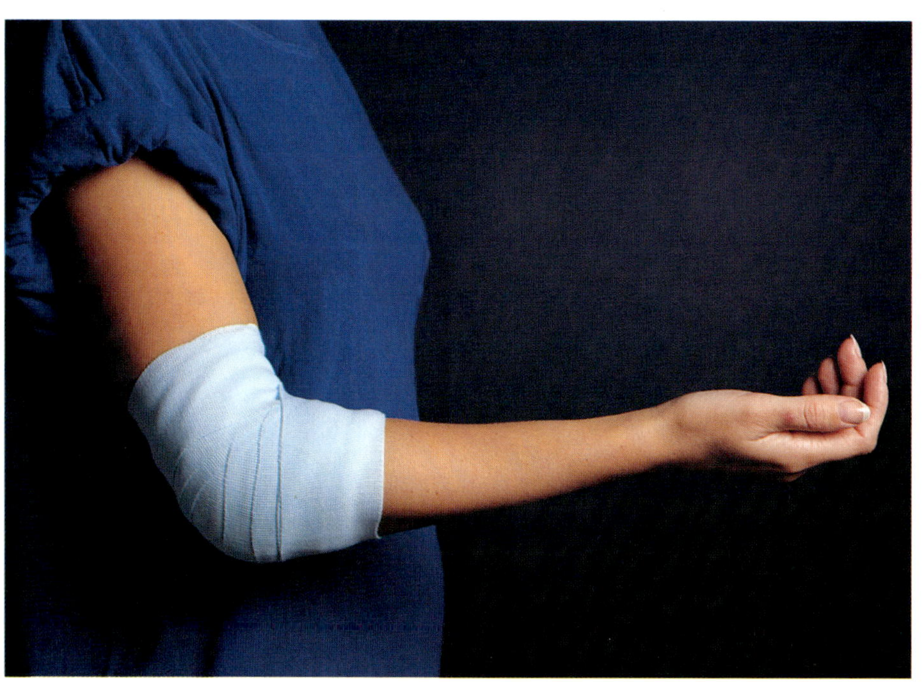

Ellenbogenwickel

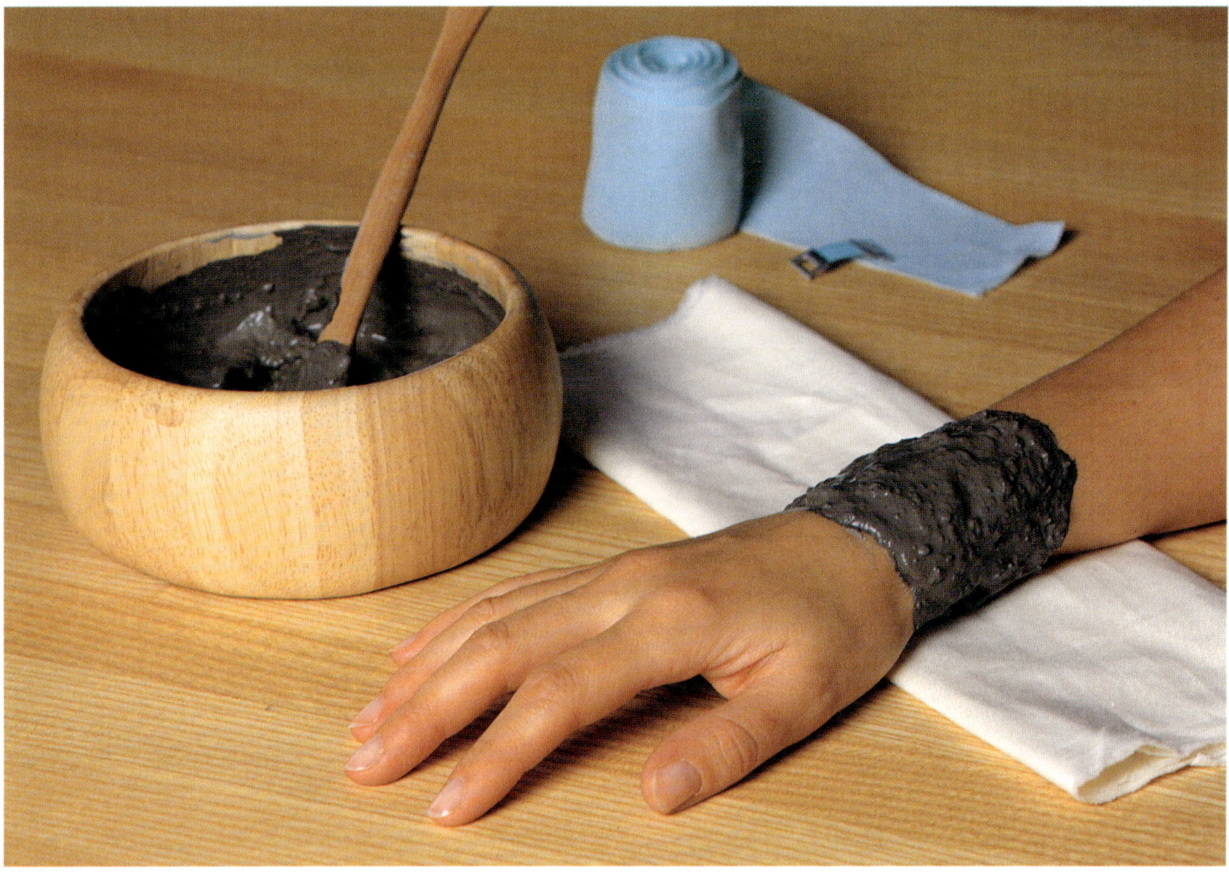

Kalter Lehmwickel am Handgelenk

Kalter Lehmwickel

MATERIAL Lehmpulver (Heilerde) – kaltes Wasser – 1 Glas- oder Holzschüssel – 1 Holzspachtel – 1 Baumwoll-Schutztuch – 1 elastische Binde - Klammern zum Fixieren.

VORBEREITUNG Lehm in die Schüssel geben. So viel Wasser unter Rühren mit dem Holzspachtel dazugeben, bis die Masse feucht, aber immer noch fest ist.

ANWENDUNG Den Lehm 1 cm bis 2 cm dick rund um das Handgelenk auftragen. Mit dem Schutztuch einwickeln (Photo oben). Mit der elastischen Binde und den Klammern fixieren. Der Wickel wird durch die Körperwärme erwärmt.

DAUER Während der ganzen Nacht oder so lange, bis der Lehm trocken ist.

HÄUFIGKEIT 1- bis 3mal täglich.

Eiswasserkompresse

MATERIAL 1 Schüssel kaltes Wasser – Eiswürfel – 1 Baumwolltuch, einige Male gefaltet (Kompresse) – 1 Baumwoll-Schutztuch – 1 elastische Binde – Klammern zum Fixieren.

VORBEREITUNG Eiswürfel in das kalte Wasser geben. Kompresse in das eiskalte Wasser tauchen, herausnehmen und kräftig auswringen.

ANWENDUNG Kompresse um das Handgelenk legen. Mit dem Schutztuch einwickeln und der elastischen Binde und den Klammern fixieren.

DAUER Kompresse erneuern, sobald sie warm ist.

HÄUFIGKEIT Nach Belieben.

Weitere empfehlenswerte Wickel

Quarkwickel (Seite 70).

Arthrose im Handgelenk

Durch Toxine kommt es zu einer Degeneration des Gelenkknorpels, der die Enden der Knochen überzieht und der Gelenkfläche ihre Festigkeit gibt. Beim krankhaften Abbauprozeß verliert der Gelenkknorpel an Elastizität, wird spröde und reißt an den Enden ein. Die schützende Knorpelschicht wird verletzt, es kommt zu unregelmäßigen Wucherungen.

Die Wärme verbessert die Zirkulation und den Austausch auf Gewebeebene. Die Ausscheidung der belastenden Toxine wird beschleunigt, ebenso die Nährstoffversorgung, welche für die Regeneration des Gewebes notwendig ist.

Fangowickel

MATERIAL Fangowickel (Drogerie/Apotheke) 1 Kochtopf heißes Wasser – 1 Baumwoll-Schutztuch – 1 elastische Binde – Klammern zum Fixieren.

VORBEREITUNG Fangowickel zum Erwärmen 10 Minuten in sehr heißes Wasser legen. Der Wickel saugt sich dabei mit Wasser voll, wird weich und geschmeidig. Fangowickel herausnehmen und überflüssiges Wasser durch Glattstreichen (mit Handschuhen) entfernen.

ANWENDUNG Nachdem die Temperatur des Wickels auf der Innenseite des Vorderarms geprüft worden ist (Photo 3, Seite 18), wird er um das Handgelenk gelegt. Mit dem Schutztuch einwickeln und der elastischen Binde und den Klammern fixieren.

DAUER So lange der Wickel warm ist.

HÄUFIGKEIT 1- bis 2mal täglich. Den Fangowickel kann man mehrere Male verwenden. Immer wieder in sehr heißem Wasser erwärmen.

Heiße Kompresse

MATERIAL 1 Schüssel heißes Wasser – 1 Baumwolltuch, mehrere Male gefaltet, groß genug, daß es um das Handgelenk reicht (Kompresse) – 1 Küchentuch – 1 Baumwoll-Schutztuch – 1 elastische Binde – Klammern zum Fixieren.

VORBEREITUNG Kompresse in das heiße Wasser tauchen, herausnehmen und abtropfen lassen. Mit Hilfe eines Küchentuchts auswringen.

ANWENDUNG Nachdem die Temperatur der Kompresse auf der Innenseite des Vorderarms geprüft worden ist (Photo 3, Seite 18), wird sie um das Handgelenk gelegt. Mit dem Schutztuch einwickeln und der elastischen Binde und den Klammern fixieren.

DAUER So lange die Kompresse warm ist.

HÄUFIGKEIT 1mal täglich während mehrerer Wochen.

Weitere empfehlenswerte Wickel

Lehmwickel (Seite 71).

Kohlwickel (Seite 75).

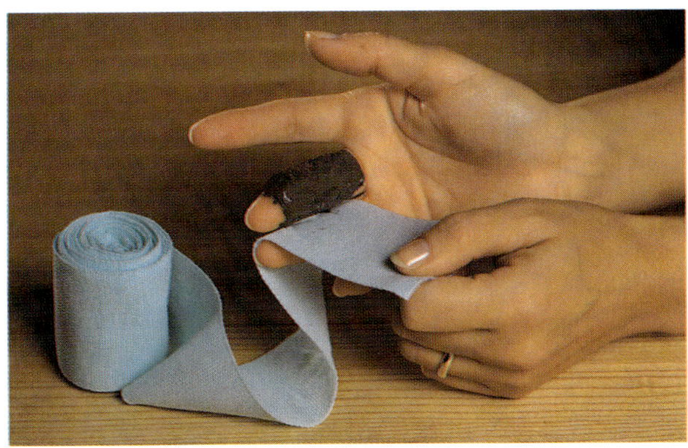

Fingerwickel anlegen

HÄNDE

Entzündung in den Fingergelenken (Arthritis)

Arthritis ist eine Erkrankung, die zum rheumatischen Formenkreis gehört. Die Gelenke entzünden sich, schwellen an, werden steif und reagieren empfindlich auf Druck und Bewegung. Besonders häufig davon betroffen sind die Hände. Arthritis kann akut oder chronisch sein. In einer akuten Phase werden die Gelenke heiß bis brennend. Hier wird mit Kälteanwendungen die Entzündung beruhigt. Bei der chronischen Arthritis ist das Gegenteil der Fall. Die Gelenke sind kalt. Hier braucht es Wärme, um die Gelenke zu erwärmen und die Blutzirkulation zu verbessern.

Kalter Lehmwickel

MATERIAL Lehmpulver (Heilerde) – kaltes Wasser – 1 Holz- oder Glasschüssel – 1 Holzspachtel – 1 Baumwoll-Schutztuch.

VORBEREITUNG Lehm in Schüssel geben. So viel Wasser unter Rühren mit dem Holzspachtel dazugeben, bis die Masse feucht, aber noch fest ist.

ANWENDUNG Lehm 1 bis 2 cm dick auf den/die schmerzenden Finger auftragen (Photo nebenan). Mit dem Schutztuch einwickeln.

DAUER Bis der Lehm trocken ist oder während der ganzen Nacht.

HÄUFIGKEIT 1mal täglich.

Quarkwickel

MATERIAL Biologischer Vollmilchquark, der mindestens 1 Stunde vor Anwendung aus dem Kühlschrank genommen werden muß – 1 Spachtel – Papiertaschentücher – 1 Baumwoll-Schutztuch.

VORBEREITUNG Quark in der Mitte des Papiertaschentuches 5 mm dick auftragen. Die Fläche soll so groß sein, daß der Finger rundum gut gedeckt wird. Restliches Papier einschlagen, so daß man einen Wickel erhält.

ANWENDUNG Wickel um den Finger legen. Mit dem Schutztuch einwickeln.

DAUER 20 Minuten.

HÄUFIGKEIT 1- bis 2mal täglich.

Kartoffelwickel

MATERIAL 2 bis 3 Kartoffeln aus biologischem Anbau – Papiertaschentücher – Klebestreifen – 1 feines Baumwolltuch – 1 Nudelholz/Wallholz oder 1 Glasflasche – 1 Baumwoll-Schutztuch.

VORBEREITUNG Kartoffeln in der Schale im Dampf garen. Etwas auskühlen lassen. Kartoffeln in die Mitte von zwei überlappenden Papiertaschentüchern legen. Papier einschlagen, so daß man einen Wickel erhält, der den Finger rundum gut deckt. Wickel mit Klebestreifen fixieren. In das feine Tuch wickeln. Kartoffeln mit dem Nudelholz zerdrücken. Man bekommt dadurch eine mehr oder weniger zusammenhängende Kartoffelmasse.

ANWENDUNG Nachdem die Temperatur des Wickels auf der Innenseite des Vorderarms geprüft worden ist (Photo 3, Seite 18), wird er um den Finger gelegt. Mit dem Schutztuch fixieren.

DAUER 1 Stunde oder solange der Wickel warm ist und als angenehm empfunden wird.

HÄUFIGKEIT 1- bis 2mal täglich.

Zwiebelwickel

MATERIAL 2 bis 3 Zwiebeln aus biologischem Anbau – Papiertaschentücher – Klebestreifen – 1 Baumwoll-Schutztuch.

VORBEREITUNG Zwiebeln hacken. Unter ständigem Rühren zum Erwärmen kurz trocken (ohne Öl) dünsten. Zwiebeln auf 2 überlappenden Papiertaschentüchern so verteilen, daß der Wickel den Finger rundum gut deckt. Papier einschlagen und mit Klebestreifen fixieren.

ANWENDUNG Nachdem die Temperatur des Wickels auf der Innenseite des Vorderarms geprüft worden ist (Photo 3, Seite 18), wird er um den Finger gelegt. Mit dem Schutztuch fixieren.

DAUER Solange der Wickel warm ist und als angenehm empfunden wird.

HÄUFIGKEIT 1- bis 2mal täglich.

Eingeklemmter Finger oder Schlag auf den Finger

Ob eingeklemmter Finger oder Schlag auf den Finger mit einem Hammer, beides ist sehr schmerzhaft. Der Finger schwillt an, es bildet sich ein Bluterguß. Je rascher man einen Eiswickel auflegt, desto erträglicher sind die Schmerzen und desto weniger stark wird der Bluterguß sein.

Eiswickel

MATERIAL Eiswürfel – 1 Plastikbeutel – 1 Gummiband – 1 Baumwoll-Schutztuch.

VORBEREITUNG Eiswürfel ganz lassen oder zerkleinern. In den Plastikbeutel füllen. Mit dem Gummiband gut schließen.

ANWENDUNG Eiswickel je nach persönlichem Kälteempfinden einmal oder mehrere Male mit dem Schutztuch umwickeln. Auf den verletzten Finger legen.

DAUER 3 bis 10 Minuten.

HÄUFIGKEIT Wenn nötig wiederholen.

Arnikakompresse

MATERIAL Arnikasalbe (Arnica montana) (Drogerie/Apotheke) – 1 feines Baumwolltuch oder 1 Stofftaschentuch, 3- bis 4mal gefaltet (Kompresse) – 1 Baumwoll-Schutztuch.

VORBEREITUNG Arnikasalbe großzügig und flächendeckend auf die Kompresse streichen.

ANWENDUNG Kompresse um den verletzten Finger wickeln. Mit dem Schutztuch fixieren.

DAUER 2 bis 3 Stunden.

HÄUFIGKEIT Wenn nötig wiederholen.

Nagelbettentzündung

Ein Nadelstich, ein Holzsplitter oder ähnliches kann zu einer Verletzung der Haut unter dem Nagel führen. An diesem schwer zugänglichen Ort kommt es bei einer Hautverletzung rasch zu einer Infektion mit Eiterbildung. Da eine direkte Reinigung kaum möglich ist, helfen Kohl und Lehm dank ihrer aufsaugenden und reinigenden Eigenschaften.

Kalter Lehmwickel

MATERIAL Lehmpulver (Heilerde) – kaltes Wasser – 1 Holz- oder Glasschüssel – 1 Holzspachtel – 1 Baumwoll-Schutztuch.

VORBEREITUNG Lehm in die Schüssel geben. So viel Wasser unter Rühren mit dem Holzspachtel beigeben, bis die Masse feucht, aber immer noch fest ist.

ANWENDUNG Den vorderen Teils des verletzten Fingers 1 bis 2 cm dick mit Lehm einstreichen. Mit dem Schutztuch einwickeln.

DAUER Lehm trocknen lassen.

HÄUFIGKEIT Bis zum Abklingen der Infektion 1- bis 2mal täglich wiederholen.

Kohlwickel

MATERIAL 1 grüner Kohl aus biologischem Anbau – 1 Nudelholz/Wallholz oder 1 Glasflasche – 1 Baumwoll-Schutztuch.

VORBEREITUNG Bei ein paar schönen Kohlblättern die Mittelrippe herausschneiden, damit man eine glatte Oberfläche erhält (Photo 7, Seite 18). Durch kräftiges Rollen der Blätter mit dem Nudelholz oder mit der Flasche wird erreicht, daß die Wirkstoffe bei der Anwendung besser austreten und die Blätter flach auf der Haut liegen (Photo 8, Seite 18).

ANWENDUNG 5 bis 6 Lagen Kohl um den verletzten Finger wickeln. Mit dem Schutztuch fixieren.

DAUER 1 bis 2 Stunden. Wenn der Wickel sehr heiß wird, muß er erneuert werden. Neue Kohlblätter auflegen.

HÄUFIGKEIT Bis zum Abklingen der Infektion 1- bis 2mal täglich.

Andere mögliche Wickel

Warmer Leinsamenmehlwickel (Seite 69).

Nagelwall- und Nagelfalzentzündung (Umlauf)

Ein Umlauf ist eine Infektion, die 12 bis 24 Stunden nach einem Insekten- oder Nadelstich auftritt. Bei eitriger Entzündung sind die Schmerzen sehr stark und lange andauernd, da das Ausscheiden des Eiters durch den Nagel behindert wird. Nebst Kohl- und Lehmwickeln (siehe Nagelbettentzündung), die den Eiter aus der Wunde ziehen, helfen einfache heiße Kompressen dank ihrer Feuchtigkeit, die Wunde offen zu halten.

Heiße Kompresse

MATERIAL 1 Baumwolltuch, mehrere Male gefaltet, oder 1 gefaltetes Stofftaschentuch (Kompresse) – 1 Baumwoll-Schutztuch – heißes Wasser.

VORBEREITUNG Kompresse in das heiße Wasser tauchen. Herausnehmen und abtropfen lassen.

ANWENDUNG Nachdem die Temperatur der Kompresse geprüft worden ist, wird sie um den Finger gewickelt und mit dem Schutztuch fixiert.

DAUER 15 bis 30 Minuten.

HÄUFIGKEIT So oft wie möglich anwenden, bis zum Abklingen der Infektion.

Empfehlenswerte Wickel

Kalter Lehmwickel (Seite 73)

Kohlwickel (nebenan)

UNTERE GLIEDER

Entzündung im Hüftgelenk

Wie alle Gelenkentzündungen ist auch eine Hüftgelenkentzündung schmerzhaft und beeinträchtigt die Bewegungen. In einer akuten Phase entsteht zudem ein brennendes Gefühl. In diesem Falle sind kalte Anwendungen angezeigt. In der übrigen Zeit muß mit Wärme versucht werden, die Gelenke zu erwärmen, die Durchblutung zu fördern und die Ausscheidung von Abfallstoffen zu beschleunigen. Es braucht eine ziemlich lange Wärmeeinwirkung (lange Anwendungen während längerer Zeit), bis eine spürbare Besserung eintritt. Siehe auch gelenkbedingte Nackenschmerzen, Seite 44.

Kalte Kompresse

MATERIAL Kaltes Wasser – 1 Baumwolltuch, mehrere Male gefaltet, groß genug, um das Hüftgelenk zu decken (Kompresse) – 1 Baumwoll-Schutztuch - 1 Wolldecke.

VORBEREITUNG Kompresse in das kalte Wasser tauchen und kräftig auswringen.

ANWENDUNG Kompresse auf das entzündete Hüftgelenk legen (Position: auf der Vorderseite, seitliche Körperpartie zwischen Becken und oberem Oberschenkel; leicht erspürbar, wenn man das Bein leicht anwinkelt). Mit dem Schutztuch und der Wolldecke decken.

DAUER Bis die Schmerzen spürbar nachlassen. Wie lang dies dauert, hängt von der Temperatur des Wassers und der Reaktionsfähigkeit des Körpers ab.

HÄUFIGKEIT Nach Belieben.

Senfmehlkompresse (aus dem Handel)

MATERIAL 1 Senfmehlkompresse (Drogerie/Apotheke) – heißes Wasser – 1 Baumwoll-Schutztuch – 1 Wolldecke.

VORBEREITUNG Kompresse in das heiße Wasser tauchen.

ANWENDUNG Nachdem die Temperatur der Kompresse auf der Innenseite des Vorderarms geprüft worden ist (Photo 3, Seite 18), wird sie auf die Hüfte gelegt (Position: siehe kalte Kompresse). Mit dem Schutztuch und der Wolldecke decken. Es ist normal, wenn man ein leichtes Kribbeln und ein Gefühl des Brennens empfindet. Zu Beginn alle 2 Minuten kontrollieren, ob es sich beim Brennen nur um ein Gefühl und nicht um eine eigentliche Brandwunde handelt. Bei intensiver Rötung oder bei Blasen muß der Wickel rasch entfernt werden. Senfmehlresten mit Wasser entfernen.

DAUER 2 bis 10 Minuten. Wichtig ist nicht die Dauer der Anwendung, sondern die Reaktion der Haut. Sie soll dazu beitragen, daß das Blut und mit ihm die im Gelenk angesammelten Toxine an die Oberfläche gelangen. Die Reaktion kann noch mehrere Stunden nach Entfernen der Kompresse andauern.

HÄUFIGKEIT Alle 3 bis 4 Tage wiederholen oder sobald die Haut ihre normale Farbe wieder angenommen hat.

HINWEIS Die Anwendung von Senfmehlkompressen und -wickeln ist für Hautempfindliche nicht geeignet.

Andere empfehlenswerte Wickel

Fangowickel (Seite 79).
Kartoffelwickel (Seite 78).

Schlechte Blutzirkulation oder Muskelkrampf im Oberschenkel

Zu Schmerzen in den Oberschenkeln kommt es bei schlechter Blutzirkulation (dickes Blut, verstopfte Gefäße usw.) oder bei Muskelkrampf.

Bei eher schlanken und kälteempfindlichen Personen empfehlen sich heiße Kompressen. Sie öffnen die Gefäße und entspannen die verkrampften Muskeln. Rundliche Menschen sollten eher kalte Kompressen anwenden. Sie straffen die Gefäße und regen die Blutzirkulation in den Muskeln an.

Heiße Kompresse

MATERIAL 1 Baumwolltuch, mehrere Male gefaltet, groß genug, um den Oberschenkel 1 1/2mal zu umwickeln (Kompresse) (Photo nebenan) – 1 Behälter heißes Wasser – 1 Küchentuch – 1 Baumwoll-Schutztuch – 1 Wolltuch.

VORBEREITUNG Kompresse in das heiße Wasser tauchen, herausnehmen und abtropfen lassen. Kompresse in das Küchentuch einschlagen und durch entgegengesetzte Drehungen an beiden Enden kräftig auswringen (Photo 1 und 2, Seite 18).

ANWENDUNG Nachdem die Temperatur der Kompresse auf der Innenseite des Vorderarms geprüft worden ist (Photo 3, Seite 18), wird sie um den Oberschenkel gewickelt. Mit dem Schutztuch und dem Wolltuch decken.

DAUER 15 bis 30 Minuten.

HÄUFIGKEIT Nach Belieben.

Kalte Kompresse

MATERIAL Kaltes Wasser – 1 Baumwolltuch, mehrere Male gefaltet, groß genug, um den Oberschenkel 1 1/2mal zu umwickeln – 1 Baumwoll-Schutztuch – 1 Wolldecke.

VORBEREITUNG Kompresse in das kalte Wasser tauchen, herausnehmen und kräftig auswringen.

ANWENDUNG Kompresse um den Oberschenkel wickeln. Mit dem Schutztuch und der Wolldecke decken.

DAUER Bis die Schmerzen spürbar nachlassen. Wie lang dies dauert, hängt von der Temperatur des Wassers und der Reaktionsfähigkeit des Körpers ab.

HÄUFIGKEIT Nach Belieben.

Weitere empfehlenswerte Kompressen

Warme Heilpflanzenkompressen: Hamamelis (Hamamelis virginica), Zypresse (Cupressus sempervirens), Schafgarbe (Achillea millefolium). Siehe Krampfadern, Seite 81.

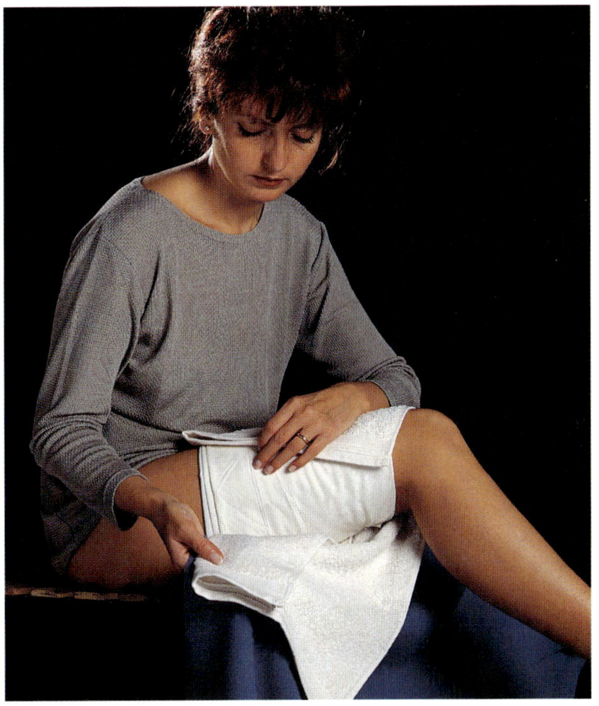

Oberschenkelkompresse anlegen

Entzündung im Kniegelenk (Arthritis)

Bei akuter Entzündung (Schmerzschub) braucht das Knie Ruhe und kalte Wickel. Siehe auch gelenkbedingte Nackenschmerzen, Seite 44.

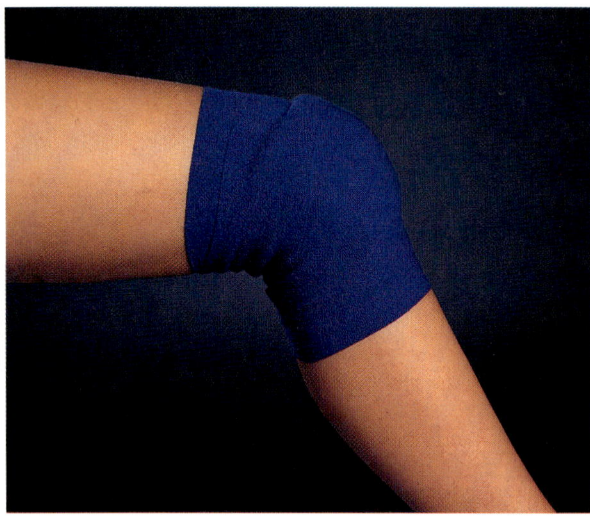

Kniewickel

Kalter Lehmwickel

MATERIAL Lehmpulver (Heilerde) – kaltes Wasser – 1 Glas- oder Holzschüssel – 1 Spachtel – 1 Baumwoll-Schutztuch – 1 elastische Binde – Klammern zum Fixieren.

VORBEREITUNG Lehm in die Schüssel geben. So viel kaltes Wasser unter Rühren mit dem Holzspachtel beifügen, bis die Masse feucht, aber immer noch fest ist.

ANWENDUNG Lehm 1 cm bis 2 cm dick großzügig auf das Knie auftragen. Mit dem Schutztuch dekken. Mit der elastischen Binde und den Klammern fixieren (Photo oben).

DAUER Bis der Lehm trocken ist oder während der ganzen Nacht.

HÄUFIGKEIT 1mal täglich.

Kalte Kompresse

MATERIAL Kaltes Wasser – 1 Baumwolltuch, mehrere Male gefaltet, groß genug, um das Knie 1 1/2mal zu umwickeln – 1 Baumwoll-Schutztuch – 1 elastische Binde – Klammern zum Fixieren.

VORBEREITUNG Kompresse in das kalte Wasser tauchen, herausnehmen und kräftig auswringen.

ANWENDUNG Kompresse um das Knie wickeln. Das Schutztuch darauf legen. Mit der elastischen Binde und den Klammern fixieren.

DAUER Bis eine Schmerzlinderung eintritt. Wie lang dies dauert, hängt von der Temperatur des Wassers und der Reaktionsfähigkeit des Körpers ab.

HÄUFIGKEIT Nach Belieben.

Weitere empfehlenswerte Wickel

Quarkwickel (Seite 73).

Arthrose im Kniegelenk

Eine Arthrose im Knie wird am besten mit warmen Wickeln behandelt. Sie regen die Blutzirkulation an, beschleunigen das Ausscheiden von Toxinen und fördern die Regeneration der abgenützten Gelenke (Knorpelschicht). Siehe auch gelenkbedingte Nackenschmerzen, Seite 44.

Kartoffelwickel

MATERIAL 3 bis 4 Kartoffeln aus biologischem Anbau – Haushaltpapier – Klebestreifen – 1 feines Baumwolltuch – 1 Baumwoll-Schutztuch – 1 Nudelholz/Wallholz oder 1 Glasflasche – 1 Wolltuch.

VORBEREITUNG Kartoffeln in der Schale im Dampf garen. Ungefähr 10 Minuten auskühlen lassen. Kartoffeln auf dem Haushaltpapier (es braucht 2 bis 3 Papiere, die sich überlappen) so anordnen, daß man einen Wickel erhält, der um das ganze Knie reicht. Restliches Papier einschlagen. Mit Klebestreifen fixieren. Wickel in das Schutztuch hüllen. Kartoffeln mit dem Nudelholz oder der Glasflasche zerdrücken. Man bekommt dadurch eine mehr oder weniger zusammenhängende Kartoffelmasse.

ANWENDUNG Nachdem die Temperatur des Wickels auf der Innenseite des Vorderarms geprüft worden ist (Photo 3, Seite 18), wird er um das Knie gelegt. Mit dem Schutztuch und dem Wolltuch einwickeln.

DAUER 1 Stunde oder solange der Wickel als angenehm empfunden wird.

HÄUFIGKEIT 1- bis 2mal täglich.

Fangowickel (Vulkanerde)

MATERIAL Fangowickel (Drogerie/Apotheke) – 1 Kochtopf kochendes Wasser – 1 Baumwoll-Schutztuch – 1 Wolltuch.

VORBEREITUNG Fangowickel zum Erwärmen ungefähr 10 Minuten in das heiße Wasser legen. Der Wickel saugt sich mit Wasser voll und wird weich und geschmeidig. Fangowickel herausnehmen und überflüssiges Wasser durch Glattstreichen (mit Handschuhen) entfernen.

ANWENDUNG Nachdem die Temperatur des Wickels auf der Innenseite des Vorderarms geprüft worden ist (Photo 3, Seite 18), wird er auf das Knie gelegt. Mit dem Schutztuch einwickeln. Mit dem Wolltuch decken.

DAUER Solange der Wickel warm ist.

HÄUFIGKEIT 1- bis 2mal täglich. Den Fangowickel kann man mehrere Male verwenden. Immer wieder in heißem Wasser erwärmen.

Empfehlenswerte Kompresse

Senfmehlkompresse (Seite 76)

Gelenkerguß im Knie

Unter einem Gelenkerguß versteht man die Ansammlung von Flüssigkeit im Gelenkraum mit Schwellung. Die Bewegungsfreiheit ist eingeschränkt, und normale Berührungen verursachen bereits Schmerzen.

Ein Gelenk ist von einer Kapsel umgeben, die mit der Gelenkinnenhaut ausgekleidet ist. Diese Membran gibt nur kleine Mengen an Gelenkschmiere ab. Wenn sie beschädigt oder entzündet ist (z. B. bei Arthritis), dann produziert sie übermäßige Flüssigkeitsmengen.

Gewöhnlich wird die große Menge Flüssigkeit durch Punktion entfernt. Dasselbe Resultat kann mit Kohlblättern und Lehm erzielt werden, beides Produkte mit stark herausziehenden Eigenschaften.

Kohlwickel

MATERIAL 1 grüner Kohl aus biologischem Anbau – 1 Nudelholz/Wallholz oder 1 Glasflasche – 1 Baumwoll-Schutztuch – 1 elastische Binde – Klammern zum Fixieren.

VORBEREITUNG Bei einigen schönen Kohlblättern die Mittelrippe herausschneiden, damit man eine glatte Oberfläche erhält (Photo 7, Seite 23). Durch kräftiges Rollen der Blätter mit dem Nudelholz oder mit der Glasflasche wird erreicht, daß die Wirkstoffe beim Auflegen besser austreten können und die Blätter flach auf der Haut liegen (Photo 8, Seite 23).

ANWENDUNG Knie mit 5 bis 6 Lagen Kohl einwickeln. Mit dem Schutztuch decken. Mit der elastischen Binde und den Klammern fixieren.

DAUER 1 bis 2 Stunden. Wenn die Kohlblätter sehr heiß werden, müssen sie entfernt und durch frische ersetzt werden.

HÄUFIGKEIT 2- bis 3mal täglich oder während der Nacht, bis die Schwellung abgeklungen und die Schmerzen verschwunden sind.

Weitere empfehlenswerte Wickel

Kalter Lehmwickel (Seite 78).

Wadenkrampf

Zu Wadenkrämpfen kommt es bei ungewolltem, spontanem Zusammenziehen eines Muskels oder ganzer Muskelgruppen. Wadenkrämpfe können sehr schmerzhaft sein. Wenn sie nachts auftreten, wird der Schlaf abrupt unterbrochen. Mit heißen Kompressen können die Muskeln entspannt und die Durchblutung verbessert werden.

Heiße Kompresse

MATERIAL 1 Baumwolltuch, mehrere Male gefaltet, breit genug, um das Wadenbein 1 1/2mal zu umwickeln, vom Knie bis zum Fußknöchel reichend (Kompresse) (Photo unten) – 1 Kochtopf heißes Wasser – 1 Küchentuch – 1 Baumwoll-Schutztuch – 1 Wolltuch.

VORBEREITUNG Kompresse in das heiße Wasser tauchen, herausnehmen und abtropfen lassen. Kompresse in das Küchentuch einschlagen und durch entgegengesetzte Drehungen an beiden Enden kräftig auswringen (Photo 1 und 2, Seite 18).

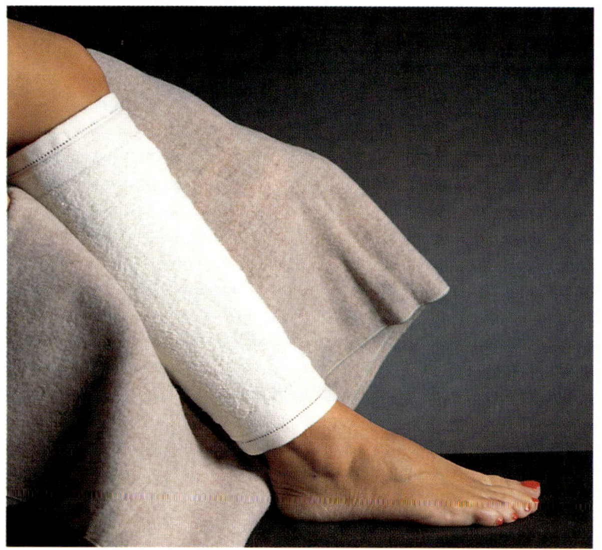

Wadenkompresse anlegen

ANWENDUNG Nachdem die Temperatur der Kompresse auf der Innenseite des Vorderarms geprüft worden ist (Photo 3, Seite 18), wird sie um das Wadenbein gelegt. Mit dem Schutztuch und dem Wolltuch einwickeln.

DAUER Solange die Kompresse warm ist und als angenehm empfunden wird. (15 bis 30 Minuten).

HÄUFIGKEIT Nach Belieben.

Krampfadern

Krampfadern sind auf eine Schwäche der Venenwände zurückzuführen. Infolge mangelnder Elastizität bilden sich krankhaft erweiterte Blutadern im Bereich des Unterschenkels, weniger häufig im Oberschenkel. Die Krampfadern können sackartig ausgebuchtet sein und sind als bläulich gefärbte Stränge erkennbar. Auf Fingerdruck reagieren sie wie ein Schwamm. Im Bein entsteht eine Schweregefühl. Nicht selten kommt es zu ziehenden oder krampfartigen Schmerzen.

Kalte Wickel helfen, die Venenwände zu kräftigen, das Gewebe zu straffen und den Blutrückfluß anzuregen. Die Blutgefäße können auch mit Heilpflanzenkompressen gestärkt werden.

Eiswasserkompresse

MATERIAL 1 Schüssel kaltes Wasser – Eiswürfel – 1 Baumwolltuch, mehrere Male gefaltet, groß genug, um das Wadenbein 1 1/2mal zu umwickeln (Kompresse) – 1 Baumwoll-Schutztuch – 1 Frottiertuch.

VORBEREITUNG Eiswürfel in das kalte Wasser geben. Kompresse in das eiskalte Wasser tauchen, herausnehmen und nur kurz abtropfen lassen.

ANWENDUNG Die eiskalte Kompresse um das Wadenbein wickeln. Mit dem Schutztuch und dem Frottiertuch einwickeln.

DAUER Kompresse entfernen, bevor sie sich zu stark erwärmt hat. Anwendung wiederholen.
HÄUFIGKEIT 1mal täglich während mehrerer Wochen.

Warme Heilpflanzenkompressen

MATERIAL 1 Baumwolltuch, mehrere Male gefaltet, groß genug, um das Wadenbein 1½mal zu umwickeln (Kompresse) – 1 Baumwoll-Schutztuch – 1 Frottiertuch – 1 Thermometer – je nach Wahl 3 Eßlöffel Hamamelis (Hamamelis virginica) oder 1 Handvoll Zypressenblätter (Cupressus sempervirens) oder 1 Handvoll Schafgarben-Blütenköpfe (Achillea millefolium).
VORBEREITUNG Hamamelis 2 Minuten in 1 Liter Wasser kochen. Abseihen. – Zypressenblätter mit 1 Liter kochendem Wasser übergießen. 10 Minuten ziehen lassen. Abseihen. – Schafgarben-Blütenköpfe mit 1 Liter kochendem Wasser übergießen. 10 Minuten ziehen lassen, abseihen. Aufguß auf 36 Grad (Handwärme) abkühlen lassen. Kompresse in den Kräuteraufguß tauchen. Herausnehmen und wenig abtropfen lassen.
ANWENDUNG Kompresse um das Wadenbein wickeln. Mit dem Schutztuch und dem Frottiertuch einwickeln.
DAUER 20 bis 30 Minuten.
HÄUFIGKEIT 1mal täglich während mehrerer Wochen.

Venenentzündung

Bei einer Venenentzündung bilden sich in den betroffenen Venen fast immer Blutklumpen. Die Bildung von Blutklümpchen in den kleinen Venen unter der Haut ist harmlos, auch wenn sie zu Schwellungen und zu Druckempfindlichkeit führen. Bei Blutklumpen, die sich in tiefergelegenen, größeren Venen bilden, besteht jedoch das Risiko, daß einzelne Klümpchen vom Blutstrom fortgetragen werden und an irgendeiner anderen Stelle des Körpers wichtige Adern verstopfen. Quarkwickel können die Schmerzen lindern, sollten jedoch stets als Zusatz zu einer gezielten Behandlung angewendet werden.

Quarkwickel

MATERIAL Biologischer Vollmilchquark, der mindestens 1 Stunde vor Anwendung aus dem Kühlschrank genommen werden muß – 1 Spachtel – Haushaltpapier – 1 Baumwoll-Schutztuch.
VORBEREITUNG Quark in der Mitte des Haushaltpapiers 5 mm dick auftragen. Die Fläche soll etwas größer sein als die zu behandelnde Stelle. Restliches Papier einschlagen, so daß man einen Wickel erhält.
ANWENDUNG Quarkwickel auf die entzündete Stelle legen. Mt dem Schutztuch umwickeln.
DAUER 20 Minuten.
HÄUFIGKEIT Täglich mehrmals wiederholen.

Verstauchung des Fußknöchels

Zu einer Verstauchung (Zerrung) der Gelenkbänder kommt es in der Regel dadurch, daß der Fuß umknickt und dabei das ganze Körpergewicht auf einen Knöchel verlagert wird. Eine Verstauchung führt zur Schwellung und zu einem Bluterguß des betreffenden Gelenks, das sich nur noch unter großen Schmerzen bewegen läßt. Es kann zu einem Krampf der umliegenden Muskeln kommen.

Zur Schmerzlinderung und um ein weiteres Anschwellen des Knöchels zu verhindern, werden Eiswasser- und Arnikakompressen aufgelegt. Je rascher dies geschieht, desto wirksamer ist die Behandlung.

Eiswasserkompresse

MATERIAL 1 Schüssel kaltes Wasser – Eiswürfel – 1 Baumwolltuch, mehrere Male gefaltet, groß genug, um den Knöchel zu umwickeln (Kompresse) - 1 Baumwoll-Schutztuch.

VORBEREITUNG Eiswürfel in das kalte Wasser geben. Kompresse in das eiskalte Wasser tauchen. Herausnehmen und leicht abtropfen lassen.

ANWENDUNG Kompresse um den Knöchel wikkeln. Mit dem Schutztuch einwickeln.

DAUER Sobald die Kompresse warm wird, muß sie erneuert werden. Kompresse abermals in das eiskalte Wasser tauchen.

HÄUFIGKEIT Während der ersten Stunden nach der Verletzung einige Male wiederholen. Dann mit Arnikakompressen behandeln.

Arnikakompresse

MATERIAL Arnikasalbe (Drogerie/Apotheke) – 1 feines Tuch, 3- bis 4mal gefaltet, groß genug, um den Knöchel zu umwickeln – 1 elastische Binde – Klammern zum Fixieren.

VORBEREITUNG Kompresse großzügig mit Arnikasalbe einstreichen.

ANWENDUNG Kompresse direkt auf den Knöchel legen. Mit der elastischen Binde und den Klammern fixieren. Die Binde satt anlegen, damit der Fuß genügend Halt hat (Photo nebenan).

DAUER Verband 24 Stunden tragen. Arnikakompresse täglich erneuern. Mit der Behandlung während 7 bis 10 Tagen fortfahren, bis die Schmerzen abgeklungen sind und der Fuß wieder normal bewegt werden kann.

Entzündung im Fußgelenk (Arthritis)

Siehe Entzündung im Kniegelenk, Seite 78

Arthrose im Fußgelenk

Siehe Arthrose im Kniegelenk, Seite 78

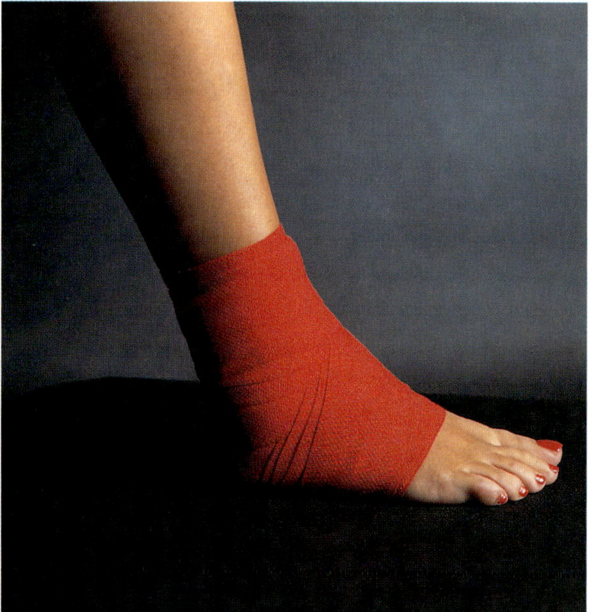

Fußknöchel: Wickel und Kompresse

FÜSSE

Kalte Füße und schlechte Blutzirkulation

Menschen mit schlechter Blutzirkulation klagen häufig über kalte Füße. Hier kann mit Zwiebeln- und Senfmehlwickeln, welche ableitende Substanzen enthalten und die Zirkulation anregen, Abhilfe geschaffen werden.

Zwiebelwickel

MATERIAL 4 bis 5 große Zwiebeln aus biologischem Anbau – Haushaltpapier – Klebestreifen – 1 elastische Binde – 1 Paar Wollsocken – 1 Wärmeflasche.

VORBEREITUNG Zwiebeln hacken. Zum Erwärmen unter ständigem Rühren kurz trocken (ohne Fett) dünsten. Aus den Zwiebeln auf dem Haushaltpapier für jeden Fuß (es braucht pro Wickel mehr als 1 Blatt Papier) einen Wickel formen (Fußsohlengröße). Restliches Papier einschlagen. Eventuell mit Klebestreifen fixieren.

ANWENDUNG Nachdem die Temperatur der Wickel auf der Innenseite des Vorderarms geprüft worden ist (Photo 3, Seite 18), werden sie auf die Fußsohlen gelegt (Photo unten). Mit der elastischen Binde fixieren. Die Wollsocken darüberziehen. Wenn die Wickel abkühlen, wird die Wärmeflasche unter die Füße gelegt.

DAUER 1 Stunde.

HÄUFIGKEIT 1mal täglich oder wenn nötig auch öfter.

BEMERKUNG Die Zwiebelsocken helfen auch bei Kopfschmerzen, regen sie doch die Zirkulation an und leiten Substanzen ab.

Senfmehlkompresse (aus dem Handel)

MATERIAL 2 Senfmehlkompressen (Drogerie/Apotheke) – 1 Kochtopf kochendes Wasser – 2 elastische Binden – 1 Paar Wollsocken.

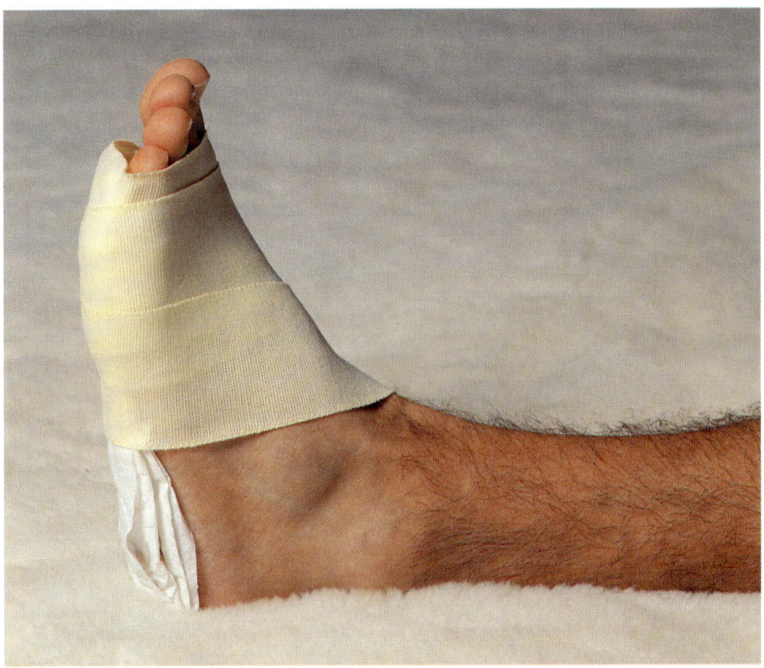

Fußwickel

VORBEREITUNG Die beiden Wickel ins heiße Wasser tauchen. Herausnehmen und leicht abtropfen lassen.

ANWENDUNG Nachdem die Temperatur der Kompressen auf der Innenseite des Vorderarms geprüft worden ist (Photo 3, Seite 18), werden sie auf die Fußsohlen gelegt. Mit den elastischen Binden fixieren. Die Wollsocken darüberziehen. Es ist normal, wenn man ein leichtes Kribbeln und ein Gefühl des Brennens empfindet. Zu Beginn alle 2 Minuten kontrollieren, ob es sich nur um ein Gefühl handelt und nicht um eine Brandwunde. Bei sehr starker Rötung und bei Blasen muß die Kompresse rasch entfernt werden. Füsse kalt abwaschen.

DAUER 2 bis 10 Minuten.

HÄUFIGKEIT 2mal wöchentlich.

HINWEIS Bei Hautempfindlichen ist mit Senfmehlkompressen Vorsicht angezeigt. Senfmehl reagiert sehr aggressiv.

Warzen, Hühneraugen

Bei Warzen handelt es sich um harte, deutlich abgegrenzte, runde oder unregelmäßige, fleischfarbene bis braune Hautauswüchse von rund 6 mm Durchmesser, die durch ein Virus ausgelöst werden. Je nach Virusart treten sie an den unterschiedlichsten Körperstellen auf.

Beim Hühnerauge handelt es sich um verdickte Haut an einer Zehe, verursacht durch Druck, z. B. durch zu enge Schuhe.

Warzen und Hühneraugen können mit kleinen Knoblauchwickeln zum Verschwinden gebracht werden. Die Knolle enthält ätzende Substanzen, die das wildwuchernde Gewebe zerstören.

Knoblauchkompresse

MATERIAL Knoblauch – Heftpflaster

VORBEREITUNG Knoblauchzehe schälen und pressen (Knoblauchpresse). Zum Schutz der gesunden Haut werden mehrere Heftpflaster um das Hühnerauge/die Warze geklebt.

ANWENDUNG Knoblauch auf das Hühnerauge/die Warze auftragen. Mit einem Heftpflaster fixieren.

DAUER Während der Nacht.

HÄUFIGKEIT Täglich während mindestens zwei Wochen.

Gicht in den Zehen

Gicht ist eine Störung im Stoffwechsel. Sie setzt mit einer Steigerung der Bluthamsäurewerte ein. Gicht ist im Anfangsstadium auf ein Gelenk beschränkt, in der Regel ist es das Großzehengrundgelenk. Gicht kann aber auch die Gelenke der Hand, des Knies oder des Fußes befallen.

Bei einem Gichtschub ist das Gelenk rot, geschwollen und sehr empfindlich. Der Schmerz kann so stark sein, daß der Gichtkranke nicht in der Lage ist, auf dem betroffenen Fuß zu stehen oder den Druck der Bettdecke auszuhalten. Die wirksamsten Wickel bei Gicht sind Kohl- und Lehmwickel. Beide enthalten Stoffe, welche die Harnsäure aus dem Gewebe ziehen und dadurch die Entzündung eindämmen.

Kohlwickel

MATERIAL 1 grüner Kohl aus biologischem Anbau – 1 Nudelholz/Wallholz oder eine Glasflasche – 1 feines Baumwoll-Schutztuch.

VORBEREITUNG Bei ein paar schönen Kohlblättern die Mittelrippe herausschneiden, damit man eine glatte Oberfläche erhält (Photo7, Seite 23). Durch kräftiges Rollen der Blätter mit dem Nudelholz oder mit der Glasflasche wird erreicht, daß die Wirktstoffe bei der Anwendung besser austreten können und die Blätter flach auf der Haut liegen (Photo 8, Seite 23).

ANWENDUNG 2 bis 3 Lagen Kohl auf die Zehe legen. Darauf achten, daß die Blätter flach auf der Haut liegen. Mit dem Schutztuch fixieren.
DAUER 1 bis 2 Stunden.
HÄUFIGKEIT 1mal täglich.

Kalter Lehmwickel

MATERIAL Lehmpulver (Heilerde) – kaltes Wasser – 1 Glas- oder Holzschüssel – 1 Spachtel – 1 feines Baumwoll-Schutztuch.
VORBEREITUNG Lehm in die Schüssel geben. So viel Wasser unter Rühren mit dem Holzspachtel beifügen, bis die Masse feucht, aber immer noch fest ist.
ANWENDUNG Kranke Zehe ca. 1 cm dick mit Lehm einstreichen. Mit dem Schutztuch umwickeln.
DAUER 1 bis 2 Stunden.
HÄUFIGKEIT 1mal täglich.

Entzündung in den Zehengelenken

Siehe Entzündung im Kniegelenk, Seite 78.

Arthrose in den Zehengelenken

Siehe Arthrose im Kniegelenk, Seite 78.

HAUT

Ekzem

Das Krankheitsbild ist außerordentlich vielschichtig. Erkennungszeichen sind je nach Fall brennende oder juckende, nässende oder trockene, schuppende oder rötende Bläschen, Schrunden, Pusteln, Knötchen, Risse oder Krusten. Der Befall kann örtlich begrenzt oder großflächig sein, am ganzen Körper oder nur auf der Kopfhaut usw. Der Verlauf kann stürmisch, schubweise oder chronisch sein. So vielschichtig das Krankheitsbild ist, so zahlreich sind auch die Ursachen. Im Vordergrund stehen Stoffwechsel, Entgiftung, Entschlackung und Verdauung. Auch vegetative und psychische Belastungen usw. müssen in Betracht gezogen werden.

Da sich der Körper mit Hilfe des Ekzems von den Toxinen im Gewebe befreien will, müssen die hier angewandten Wickel die Bemühungen des Organismus zur Entgiftung unterstützen. Dies erreicht man mit Erfolg mit Kohl- und Lehmwickeln.

Kohlwickel

MATERIAL 1 grüner Kohl aus biologischem Anbau – 1 Nudelholz/Wallholz oder 1 Glasflasche – 1 Baumwoll-Schutztuch.

VORBEREITUNG Bei ein paar schönen Kohlblättern die Mittelrippe herausschneiden, damit man eine glatte Oberfläche erhält (Photo 7, Seite 23). Durch kräftiges Rollen der Blätter mit dem Nudelholz oder mit der Glasflasche wird erreicht, daß die Wirkstoffe bei der Anwendung besser austreten können und die Blätter flach auf der Haut liegen (Photo 8, Seite 23).

ANWENDUNG 2 bis 3 Lagen Kohl auf die zu behandelnde Stelle legen. Darauf achten, daß die Blätter flach auf der Haut liegen. Mit dem Schutztuch fixieren.

DAUER 1 bis 2 Stunden.

HÄUFIGKEIT 1mal täglich.

Kalter Lehmwickel

MATERIAL Lehmpulver (Heilerde) – kaltes Wasser – 1 Glas- oder Holzschüssel – 1 Spachtel – 1 Baumwoll-Schutztuch.

VORBEREITUNG Lehm in die Schüssel geben. So viel Wasser unter Rühren mit dem Holzspachtel beifügen, bis die Masse feucht, aber immer noch fest ist.

ANWENDUNG Lehm ca. 1 cm dick auf die zu behandelnde(n) Stelle(n) auftragen. Mit dem Schutztuch decken.

DAUER 1 bis 2 Stunden.

HÄUFIGKEIT 1mal täglich.

Andere empfehlenswerte Wickel

Warmer Leinsamenmehlwickel (Seite 87).
Warme Birkenblattkompresse (Seite 66).

Juckreiz

Die Ursache von Juckreiz sind reizende Stoffe in der Haut, die entweder von innen kommen (Schlackenstoffe, Toxine, Medikamente usw.) oder von außen (Badezusatz, Waschmittel, Wolle usw.).

Heiße Kompressen und Leinsamenmehlwickel beruhigen den Juckreiz. Es muß in jedem Fall versucht werden, das Grundleiden zu finden und zu behandeln.

Heiße Kompresse

MATERIAL 1 Baumwolltuch, mehrere Male gefaltet, groß genug, um die zu behandelnde Stelle zu decken (Kompresse) – 1 Kochtopf kochendes Wasser – 1 Küchentuch.

VORBEREITUNG Kompresse in das heiße Wasser tauchen, herausnehmen und abtropfen lassen. Kompresse in das Küchentuch einschlagen und durch entgegengesetzte Drehungen an beiden Enden kräftig auswringen (Photo 1 und 2, Seite 18).

ANWENDUNG Nachdem die Temperatur der Kompresse auf der Innenseite des Vorderarms geprüft worden ist (Photo 3, Seite 18), auf die kranke Hautpartie legen. Je wärmer die Kompresse, desto wirksamer.

DAUER Abgekühlte Kompresse abermals im heißen Wasser erwärmen.

HÄUFIGKEIT Nach Belieben.

Warmer Leinsamenmehlwickel

MATERIAL 300 g Leinsamenmehl (Drogerie/Reformhaus) – Haushaltpapier oder Papiertaschentücher, je nach Größe der zu behandelnden Stelle – 1 Spachtel – 1 feines Baumwolltuch – 1 Baumwoll-Schutztuch – 1 Kochtopf mit Deckel.

VORBEREITUNG Leinsamenmehl in der doppelten Menge Wasser (600 ml/6 dl) unter ständigem Rühren köcheln lassen, bis man einen glatten Brei hat. Leinsamenbrei mit Hilfe des Spachtels auf dem Haushaltpapier oder den Papiertaschentüchern 1 cm dick ausstreichen. Die Fläche soll so groß sein, daß sie die zu behandelnde Stelle gut deckt. Restliches Papier einschlagen. Wickel in das feine Tuch hüllen.

ANWENDUNG Nachdem die Temperatur des Wickels auf der Innenseite des Vorderarms geprüft worden ist (Photo 3, Seite 18), wird er auf die zu behandelnde Stelle gelegt. Mit dem Schutztuch decken oder fixieren.

DAUER Den abgekühlten Wickel auf einem Heizkörper oder im umgekehrten Deckel über kochendem Wasser wieder erwärmen. Abermals auflegen.

TIP 2 Wickel herstellen. So kann man immer einen Wickel auflegen und den andern erwärmen.

HÄUFIGKEIT Nach Belieben.

Sonnenbrand

Eine sonnengeschädigte Haut wird rot, schmerzt und reagiert empfindlich auf Berührungen jeder Art. Kalte Essigwasserkompressen und Quarkwickel lindern rasch die Entzündung und den Schmerz und erfrischen die Haut.

Essigwasserkompresse

MATERIAL 250 ml/2,5 dl Essig – 250 ml/2,5 dl kaltes Wasser – 1 Baumwolltuch, mehrere Male gefaltet, groß genug, um die zu behandelnde Stelle zu decken (Kompresse).

VORBEREITUNG Essig und Wasser mischen. Kompresse eintauchen, herausnehmen und leicht auswringen.

ANWENDUNG Kompresse auf die sonnengeschädigte Haut legen.

DAUER Sobald die Kompresse warm ist, erneut in das Essigwasser eintauchen. Leicht auswringen und wieder auflegen.

HÄUFIGKEIT Nach Belieben.

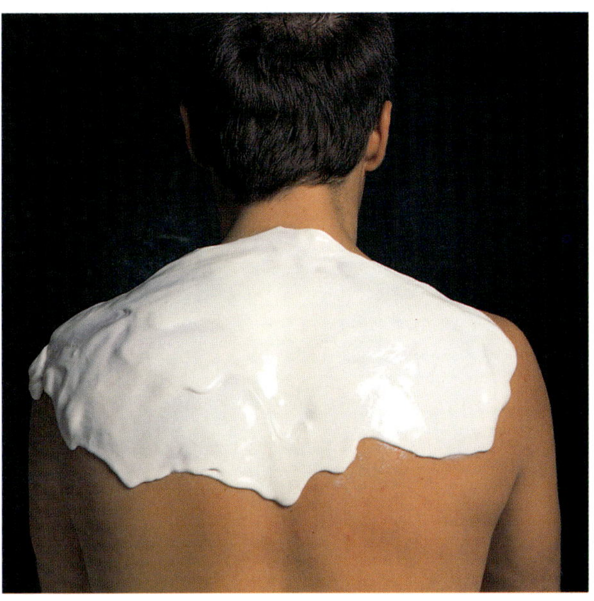

Quarkwickel bei Sonnenbrand

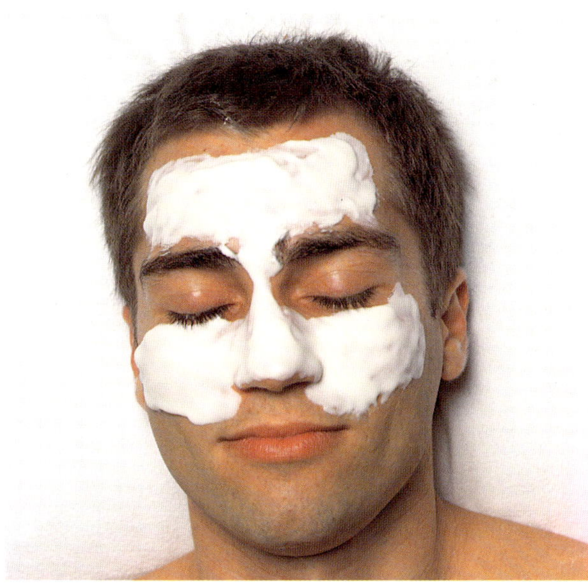

Quarkwickel bei Sonnenbrand

Quarkwickel

MATERIAL Biologischer Vollmilchquark – 1 Spachtel.

ANWENDUNG Quark mit dem Spachtel 5 mm dick auf die verbrannten Hautbezirke (Photos Seite 87 und oben) auftragen.

DAUER Wenn der Quark warm wird und sich zu verflüssigen beginnt, entfernt man ihn sorgfältig mit einem nassen Tuch und ersetzt ihn durch frischen Quark.

HÄUFIGKEIT Nach Belieben.

Verbrennung

Verbrennungen durch Feuer, heiße Kochplatte, Bügeleisen usw. werden zuerst mit Eiswasserkompressen behandelt, damit die Haut von der aufgestauten Wärme befreit werden kann. Danach folgen Möhren-/Karottenwickel, die erfrischen und die Haut gleichzeitig regenerieren. Wichtig: Wickel und Kompressen dürfen nur bei oberflächlicher Verbrennung eingesetzt werden.

Eiswasserkompresse

MATERIAL 1 Schüssel kaltes Wasser – Eiswürfel – 1 Baumwolltuch, mehrere Male gefaltet, groß genug, um die Brandwunde zu decken (Kompresse).

VORBEREITUNG Eiswürfel in das kalte Wasser geben. Sobald das Wasser eiskalt ist, Kompresse eintauchen. Herausnehmen und leicht abtropfen lassen.

ANWENDUNG Kompresse auf die Brandwunde legen.

DAUER Kompresse entfernen, bevor sie warm ist. Erneut ins Eiswasser tauchen und auflegen.

HÄUFIGKEIT Nach Belieben wiederholen, bis die Schmerzen abgeklungen sind.

Möhrenwickel

MATERIAL Möhren/Karotten aus biologischem Anbau – 1 feine Reibe (Bircherraffel) – 1 Baumwoll-Schutztuch.

VORBEREITUNG Möhren unter fließendem Wasser gut bürsten. Fein reiben.

ANWENDUNG Möhren ca. 5 mm dick auf die Brandwunde auftragen. Mit dem Schutztuch decken.

DAUER 30 bis 90 Minuten.

HÄUFIGKEIT In den ersten Tagen nach der Verbrennung 2 bis 3 Wickel täglich, nachher bis zur Heilung 1 Wickel täglich.

VARIANTE Möhren durch Kürbis ersetzen.

Insektenstich

Die bei Insektenstichen eindringenden Gifte und der Schmutz lösen eine entzündliche Reaktion mit Juckreiz aus. Hohe Giftkonzentrationen, z.B. nach einem Bienenstich, können sehr schmerzhaft sein.

Die nachstehenden Wickel können die Gifte zumindest teilweise neutralisieren, was eine Verminderung der Entzündung, der Schmerzen und des Juckreizes mit sich bringt.

Zwiebelwickel

MATERIAL 1 Zwiebel aus biologischem Anbau.

VORBEREITUNG Stachel und Giftblase (Biene) entfernen. Dazu eine Pinzette benutzen. Zwiebel schälen. 1 Scheibe abschneiden.

ANWENDUNG Zwiebelscheibe auf die Einstichstelle legen. Darauf achten, daß sie gut auf der Haut liegt.

DAUER 1 bis 5 Minuten.

HÄUFIGKEIT In den meisten Fällen genügt eine Anwendung.

ZWIEBEL Die Zwiebel ist bezüglich Schmerzlinderung bei Bienenstichen besonders geeignet.

Lavendelöl-Kompresse

MATERIAL Bestes ätherisches Lavendelöl (Lavendula vera) – 1 kleines Baumwolltuch, 2- bis 3mal gefaltet (Kompresse) – Heftpflaster.

VORBEREITUNG Stachel und Giftblase (Biene) entfernen. Dazu eine Pinzette benutzen. 5 bis 6 Tropfen ätherisches Öl auf die Kompresse geben.

ANWENDUNG Kompresse auf die Einstichstelle legen. Mit dem Heftpflaster fixieren.

DAUER 1 bis 2 Stunden.

HÄUFIGKEIT 2- bis 3mal täglich.

Andere empfehlenswerte Wickel

Kalter Lehmwickel (Seite 86).

Abszeß, Furunkel (Eiterbeule), Pustel

Bläschen, die Eiter enthalten, sind von Toxinen gesättigte Talgdrüsen, die sich infiziert haben. Sie sind schmerzhaft, bis daß sich der Eiter nach außen ergießen kann.

Warme und feuchte Wickel (Leinsamenmehlwickel) begünstigen die Reifung des vereiterten Geschwürs und die Ausscheidung des Eiters. Heilpflanzenkompressen wirken desinfizierend.

Warmer Leinsamenmehlwickel

MATERIAL Leinsamenmehl (Reformhaus/Drogerie) – Papiertaschentücher – 1 Spachtel.

VORBEREITUNG Leinsamenmehl in der doppelten Menge Wasser (auf 100 g Mehl kommen 200 ml/2 dl Wasser) unter ständigem Rühren zu einem glatten Brei kochen. Wenig auskühlen lassen.

ANWENDUNG Auf der Innenseite des Vorderams ausprobieren, ob die Wärme des Breis erträglich ist. Leinsamenbrei mit Hilfe des Spachtels 1 bis 2 cm dick auf die Eiterstelle auftragen. Mit dem Papiertaschentuch decken.

DAUER Solange der Wickel warm ist.

HÄUFIGKEIT Wiederholte Anwendungen beschleunigen den Reifeprozeß. Sobald der Eiter zu fließen beginnt, ist mit kalten Lehm- oder Kohlwickeln fortzufahren (Seiten 30).

Heiße Kompresse mit Heilpflanzen

MATERIAL 1 kleines Baumwolltuch (Stofftaschentuch), mehrere Male gefaltet (Kompresse) – nach Wahl 50 Tropfen Echinacea-Frischpflanzentinktur (Echinacea purp.) oder 75 Tropfen Klette-Frischpflanzentinktur (Arctium lappa) – heißes Wasser.

VORBEREITUNG Frischpflanzentinktur in $^{1}/_{2}$ l heißes Wasser geben. Kompresse eintauchen, herausnehmen und leicht abtropfen lassen.

ANWENDUNG Nachdem die Temperatur der Kompresse auf der Innenseite des Vorderarms geprüft worden ist (Photo 3, Seite 18), wird sie auf die Eiterstelle gelegt.

DAUER 20 bis 30 Minuten.

HÄUFIGKEIT 1- bis 2mal täglich.

Gürtelrose

Die Gürtelrose ist eine Viruserkrankung der Haut, welche längs eines sensitiven Nervenstranges auftritt. Die Erkrankung geht mit einem äußerst schmerzhaften Aussschlag von kleinen, verkrustenden Bläschen einher. Sind die Bläschen abgeheilt, können die Nervenschmerzen noch monatelang andauern. Die Gürtelrose befällt oft halbseitig einen Streifen über den Rippen, seltener einen Streifen vom Hals zum Arm oder einen unteren Körperteil. Manchmal ist eine Seite der oberen Gesichtshälfte und sogar ein Auge betroffen. Gute Ergebnisse können bei diesem schwer zu behandelnden Leiden mit Kompressen aus ätherischem Öl erzielt werden.

Kompresse mit ätherischem Öl

MATERIAL Bestes (biologisches) ätherisches Öl von Lavendel (Lavendula vera), Thymian (Thymus vulgaris), Salbei (Salvia officinalis), Eukalyptus (Eucalyptus globulus), Rosmarin (Rosmarinus officinalis), Zypresse (Cupressus sempervirens) – Stofftaschentücher (Kompressen) – Mandel- oder Olivenöl – 1 Baumwoll-Schutztuch oder eine elastische Binde – Klammern zum Fixieren.

VORBEREITUNG Dosierung: Je 2 Tropfen der ätherischen Öle auf 1 Eßlöffel Basisöl geben. Gut mischen. Die Dosierung kann bei guter Verträglichkeit der ätherischen Öle erhöht werden. Sie kann jedoch bei großer Empfindlichkeit auch schwächer sein. Wenn große Hautbezirke befallen sind, muß die Menge im Verhältnis erhöht werden. Taschentuch/Taschentücher mit der Ölmischung tränken.

ANWENDUNG Kompresse(n) auf die betroffenen Stellen legen. Mit dem Schutztuch oder der elastischen Binde fixieren.

DAUER 1 bis 2 Stunden.

HÄUFIGKEIT 2- bis 3mal täglich.

Empfehlenswerte Wickel

Kohlwickel (Seite 86)

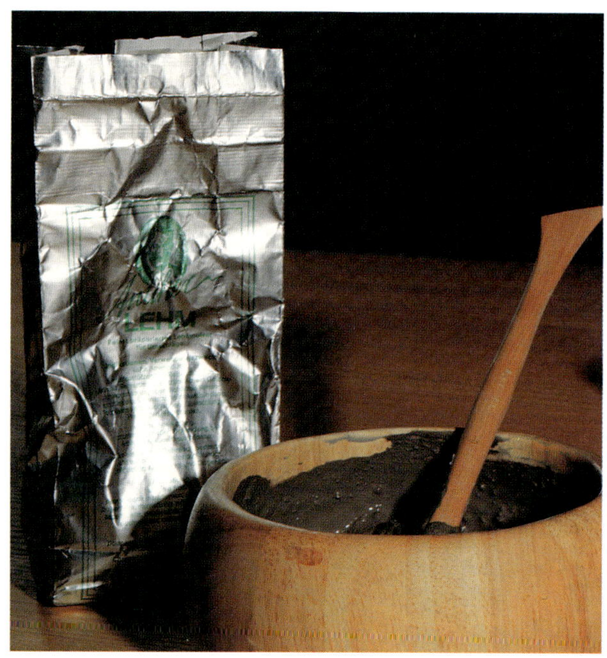

Lehmwickel

Pilzkrankheiten

Das Spekturm der Infektion, auch Mykose genannt, reicht von leichten, gar nicht wahrgenommenen Erscheinungen bis zu schweren Erkrankungen. Häufig befallen werden Haut, Genitalbereich und Nägel (oberflächliche Infektionen). Selten dringen die Pilze in die Lungen und andere innere Organe (tiefe Infektionen) ein.

Bei Pilzbefall der Haut, häufig der Füße und der Zehen (das feuchtwarme Klima ist ein guter Nährboden für die Pilze), kommt es zu Rötung und Juckreiz. Die Haut schält sich. Zurück bleibt eine schmerzende, häufig brennende Stelle. Bei einer Pilzerkrankung bringen Molkenkompressen und Leinsamenwickel Linderung.

Molkenkompresse

MATERIAL Frische Molke oder Molkenkonzentrat (Drogerie/Reformhaus) – kaltes Wasser – 1 Baumwolltuch, mehrere Male gefaltet.

VORBEREITUNG 100 ml/1dl Molke mit 200 ml/2 dl Wasser mischen.

ANWENDUNG Kompresse mit der Molke tränken. Leicht abtropfen lassen. Auf die kranke Hautpartie legen. Mit dem Schutztuch fixieren.

DAUER 30 bis 60 Minuten.

HÄUFIGKEIT 1- bis 2mal täglich.

Warmer Leinsamenmehlwickel

MATERIAL Leinsamenmehl (Drogerie/Reformhaus) – Papiertaschentücher – 1 Spachtel.

VORBEREITUNG Das Leinsamenmehl in der doppelten Menge Wasser (für 100 g Leinsamenmehl braucht es 200 ml/2dl Wasser) zu einem glatten Brei kochen. Etwas auskühlen lassen.

ANWENDUNG Temperatur des Breis auf der Innenseite des Vorderarms kontrollieren. Brei mit dem Spachtel 1 cm bis 2 cm dick auf die kranke Hautpartie auftragen. Mit dem Papiertaschentuch decken und dem Schutztuch fixieren.

DAUER Solange der Wickel warm ist (ca. 30 Minuten).

HÄUFIGKEIT 1- bis 2mal täglich.

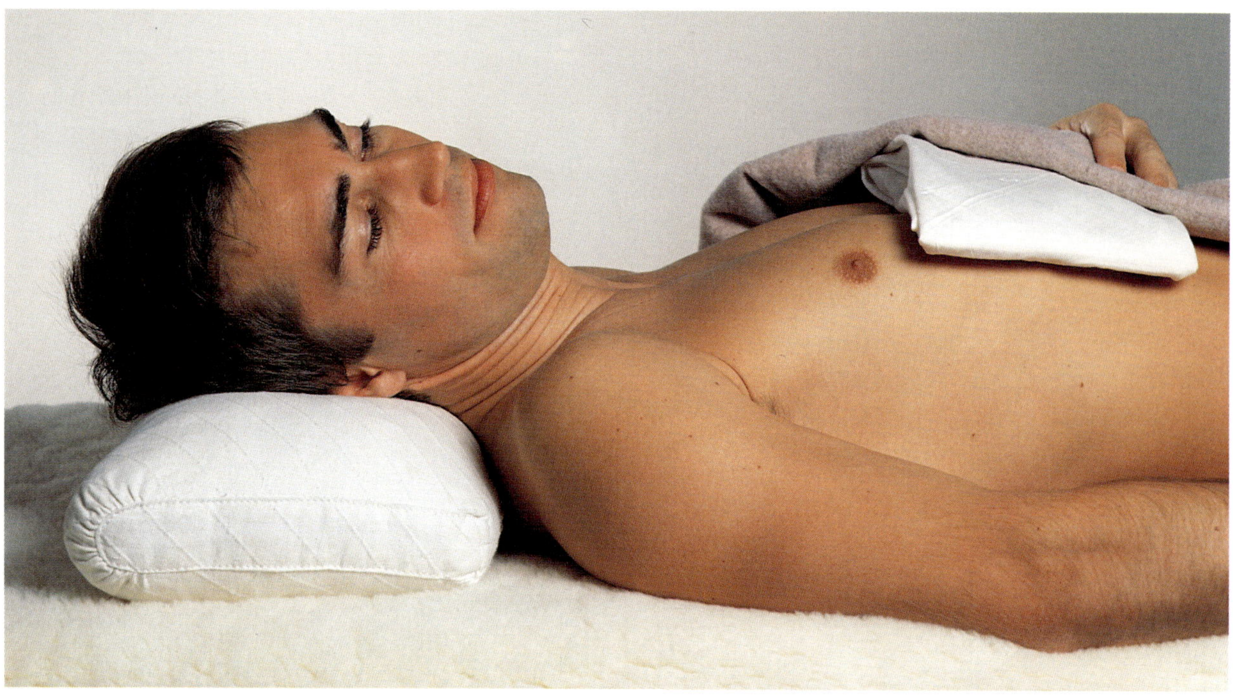

Eiswickel auf dem Sonnengeflecht

ALLGEMEINE BESCHWERDEN

Ängste, nervöse Spannungen

Sorgen, Kummer und Streß können nervöse Spannungen auslösen, die manchmal nur schwer kontrollierbar sind. Ein einfaches Mittel, Verspannungen und innere Verkrampfungen zu lösen und mit den Ängsten besser umzugehen, ist eine Eiskompresse auf das Sonnengeflecht (Solarplexus). Auf die erste Phase, in der der Körper reagieren und sich an die tiefe Temperatur der Kompresse gewöhnen muß, folgt eine zweite Phase des Wohlfühlens und der inneren Ruhe. Die gleiche Wirkung haben Rumpfwickel.

Eiswickel

MATERIAL 10 bis 12 Eiswürfel – 1 Frottiertuch – 1 Behälter mit kaltem Wasser – 1 Baumwoll-Schutztuch – 1 Wolldecke.

VORBEREITUNG Das Frottiertuch in das kalte Wasser tauchen und kräftig auswringen. Das nasse Frottiertuch 1mal falten. In der Mitte die Eiswürfel in 2 Reihen anordnen. Frottiertuch auf beiden Seiten einschlagen.

ANWENDUNG Die untere, glatte Seite des Wickels wird auf das Sonnengeflecht gelegt, d.h. auf die Grube des Oberbauchs (Photo oben). Mit dem Schutztuch und der Wolldecke decken. Nach einigen Minuten macht das Kältegefühl einer angenehmen Wärme Platz.

DAUER Solange der Wickel kühlt.

HÄUFIGKEIT Nach Belieben.

Kalter Rumpfwickel

MATERIAL 1 Duschtuch, groß genug, um den Körper 1 1/2mal zu umwickeln (Wickel) – 1 Duschtuch von gleicher Größe wie der Wickel (Schutztuch) – 1 Badetuch, als Bettauflage – 1 Behälter kaltes Wasser (ca. 20 Grad) – 2 Wärmeflaschen – 1 Wolldecke – Sicherheitsnadeln.

VORBEREITUNG Die Bettauflage auf das Bett legen. 1 Duschtuch ins kalte Wasser tauchen. Leicht abtropfen lassen. Je kälter das Wasser und je mehr Wasser der Wickel enthält, desto stärker wird die Reaktion des Körpers, also die Wärmeproduktion, sein. Wassertemperatur und Wasservolumen sind dem Reaktionsvermögen anzupassen. Der Körper kann mit trockenen Reibungen und Gymnastikübungen auf den Kälteschock vorbereitet werden.

ANWENDUNG Zuerst den nassen Wickel, dann das trockene Tuch um den Körper wickeln. Wickel mit Sicherheitsnadeln fixieren, damit er gut sitzt (Photo unten). Nun legt sich die eingewickelte Person ins Bett. Je 1 Wärmeflasche links und rechts des Oberkörpers sorgen für Wärme von außen. Mit der Wolldecke decken. Nach und nach wird der kalte Wickel warm, dann heiß. Der Eingewickelte beginnt zu schwitzen. Wenn innerhalb von 15 Minuten keine Erwärmung spürbar ist, muß der Wickel rasch entfernt werden. Das gleiche gilt, wenn die eingewickelte Person zu frieren beginnt. In beiden Fällen mit warmen Rumpfwickeln erwärmen.

DAUER 1 bis 2 Stunden.

HÄUFIGKEIT Je nach Bedarf oder 1mal täglich, zum Beispiel abends vor dem Schlafengehen.

Warmer Rumpfwickel

MATERIAL 1 Duschtuch, groß genug, um den Körper 1 1/2mal einzuwickeln (Wickel) – 1 Behälter heißes Wasser – 1 Badetuch zum Auswringen – 1 Baumwoll-Schutztuch von gleicher Größe wie das Wickeltuch – 1 Badetuch, als Bettauflage – 1 Wolldecke.

VORBEREITUNG Die Bettauflage auf das Bett legen. Wickel in das heiße Wasser tauchen. Herausnehmen und etwas abtropfen lassen. In das Badetuch einschlagen. Durch entgegengesetzte Drehungen an beiden Enden (Photo 1 und 2, Seite 18) auswringen.

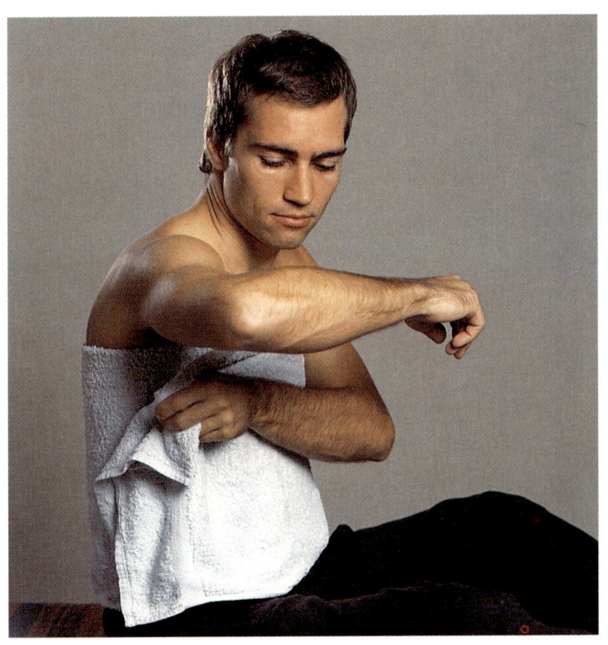

Anlegen des Rumpfwickels

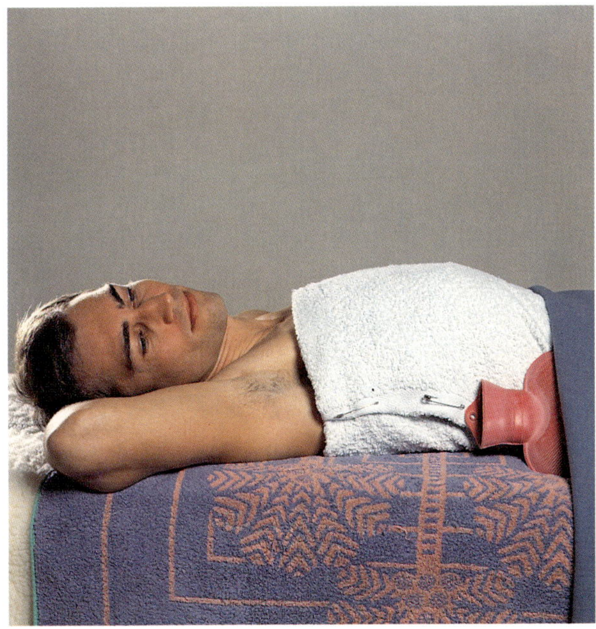

Kalter Rumpfwickel

ANWENDUNG Nachdem die Temperatur des Wickels auf der Innenseite des Vorderarms geprüft worden ist (Photo 3, Seite 18), wird er satt um den Körper gewickelt. Das Schutztuch ebenfalls um den Körper wickeln. Die eingewickelte Person legt sich nun ins Bett, und zwar in die Mitte des Schutztuches. Schutztuch beidseitig einschlagen. Mit der Wolldecke decken.

DAUER 15 bis 30 Minuten.

HÄUFIGKEIT Je nach Bedürfnis oder 1mal täglich, zum Beispiel vor dem Zubettgehen.

Fieber

Fieber ist keine Krankheit, sondern eine Reaktion des Körpers, der versucht, die durch bakterielle oder virale Infektionen eindringenden Mikroorganismen zu zerstören. Das Fieber mit künstlichen Mitteln zu unterdrücken, bedeutet, den Organismus in seinen Bemühungen abrupt zu bremsen. Ein solcher Eingriff ist nur bei stark ansteigendem, lang andauerndem Fieber oder wenn sich die Kräfte des Patienten erschöpfen, gerechtfertigt. Die hier angewandten Wickel und Kompressen sollen das Fieber nicht unterdrücken. Vielmehr ermöglichen sie, das Fieber zu kontrollieren.

Wenn das Fieber nicht richtig ausbrechen kann, hat der Patient kalt und fröstelt. In diesem Falle braucht es einen warmen Wickel. Sie helfen dem Körper, die Abwehrkräfte zu mobilisieren. Durch die Wärme kommt es zu starkem Schwitzen. Der Organismus kann sich dadurch von Toxinen befreien.

Wenn man zur Entlastung des Patienten hohes Fieber vorübergehend senken will, werden kalte Kompressen (Wadenwickel) oder kalte Wickel (Rumpfwickel) gemacht. Wadenwickel sind in der Wirkung schwächer als Rumpfwickel.

Warmer, trockener Wickel

MATERIAL 1 Leintuch – 2 Wolldecken – 2 Wärmeflaschen

VORBEREITUNG Zuerst die beiden Wolldecken, dann das Leintuch auf das Bett legen.

ANWENDUNG Der Patient legt sich ohne Kleider auf das Leintuch. Nun hebt er die Arme. Man nimmt den oberen linken Zipfel des Leintuchs und wickelt das Tuch um den Körper und das linke Bein. Nun werden die Arme wieder flach links und rechts des Körpers gelegt. Die obere rechte Hälfte des Leintuchs wird nun über beide Arme und den Körper gelegt, die untere Hälfte wickelt man um das rechte Bein (Photos Seite 95). Der Wickel muß am Hals und an den Füßen gut schließen, damit keine kalte Luft eindringen kann. Die beiden Wolldecken zuerst an den Füßen, dann seitlich einschlagen. Wärmeflaschen links und rechts des Körpers legen.

DAUER Bis der Körper erwärmt ist. Dies kann zwischen 45 Minuten und 120 Minuten dauern. Normalerweise kann der Patient gegen den Schluß schwitzen.

HÄUFIGKEIT Je nach Bedarf.

Kalte Essigwickel (Essigsocken)

MATERIAL je 1/2 l Wasser und Essig – 2 Bauwolltücher, mehrere Male gefaltet, groß genug, um sie 1 1/2mal um die Waden zu wickeln (Kompressen) – 2 Baumwoll-Schutztücher – 2 Frottiertücher.

VORBEREITUNG Das Frottiertuch auf Wadenhöhe auf das Bett legen. Wasser und Essig mischen. Die beiden Wickel in das Essigwasser tauchen. Herausnehmen und leicht abtropfen lassen.

ANWENDUNG Zuerst die Wickel, dann das Schutztuch um die Wadenbeine wickeln.

DAUER Nach 2 bis 3 Minuten erneuern, d.h. Wickel abermals in das Essigwasser tauchen. Es empfiehlt sich, die Wickel 1- bis 3mal zu erneuern.

HÄUFIGKEIT Je nach Bedarf.

VARIANTE Die Wickel können auch ohne Essig gemacht werden. Die Wirkung ist jedoch weniger stark.

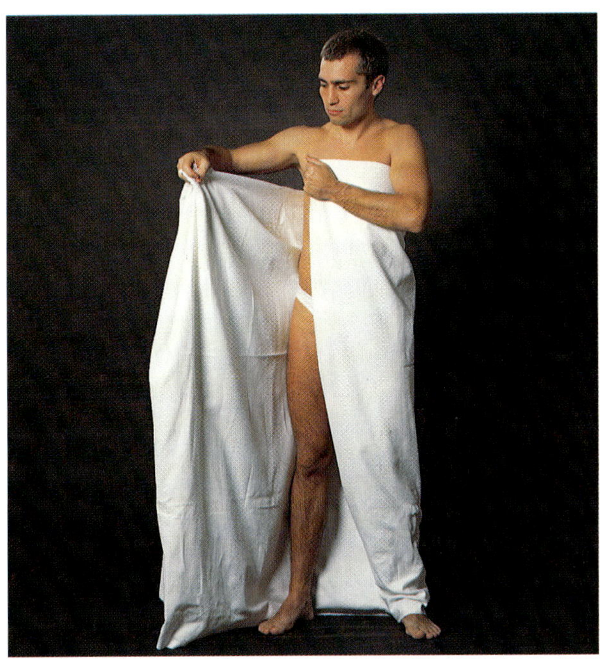

Anlegen des warmen, trockenen Wickels

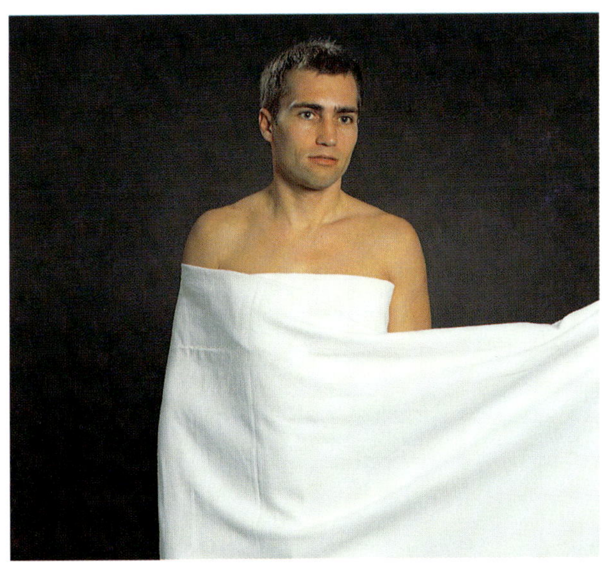

Anlegen des warmen, trockenen Wickels

Kalter Rumpfwickel

Siehe Seite 93.

DAUER Bis der Wickel warm ist. Dies dauert 5 bis 20 Minuten, je nach Höhe des Fiebers.

HÄUFIGKEIT Je nach Bedarf oder 1- bis 3mal täglich.

Grippe

Siehe Fieber, Seite 94.

Schlaflosigkeit

Wickel und Kompressen mit entspannender und beruhigender Wirkung können das Einschlafen fördern und das Durchschlafen begünstigen. Menschen, die oft über kalte Füße klagen und rasch frösteln, sprechen auf warme Kompressen gut an; den andern seien kalte Wickel und Kompressen für einen guten, erholsamen Schlaf empfohlen.

Warmer Rumpfwickel

Siehe Seite 93.

DAUER 1 bis 2 Stunden.

HÄUFIGKEIT Abends vor dem Zubettgehen, je nach Bedarf.

Kalter Wadenwickel

MATERIAL Kaltes Wasser – 2 Baumwolltücher, mehrere Male gefaltet, groß genug, daß man sie 1 1/2 Mal um die Waden wickeln kann – 2 Baumwoll-Schutztücher – 1 Badetuch.

VORBEREITUNG Das Badetuch auf Wadenhöhe auf das Bett legen. Die beiden Wickel ins Wasser tauchen. Herausnehmen und leicht abtropfen lassen.

ANWENDUNG Zuerst die nassen Wickel, dann die Schutztücher um die Wadenbeine wickeln.

DAUER Wickel entfernen, sobald sie warm sind.

HÄUFIGKEIT Abends vor dem Zubettgehen, je nach Bedarf.

Kalter Rumpfwickel

Siehe Seite 93.

DAUER Je nach Wohlbefinden, jedoch mindestens so lange, bis der Wickel warm ist.

HÄUFIGKEIT Abends vor dem Zubettgehen.

Stichwortverzeichnis